生活 ✚ 醫館 60

拯救視力大作戰！

江尚宜◎著

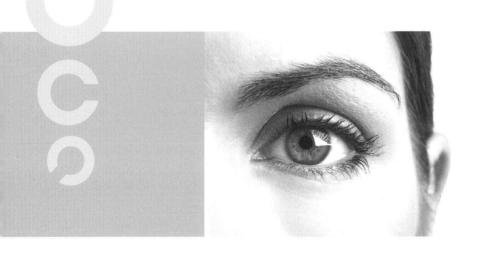

高寶書版集團

生活醫館 060

拯救視力大作戰

作　　者：江尚宜
編　　輯：蔡欣育
校　　對：蘇芳毓
出 版 者：英屬維京群島商高寶國際有限公司台灣分公司
　　　　　Global Group Holdings, Ltd.
地　　址：台北市內湖區洲子街88號3樓
網　　址：gobooks.com.tw
電　　話：（02）27992788
E-mail：readers@gobooks.com.tw（讀者服務部）
　　　　　pr@gobooks.com.tw　（公關諮詢部）
電　　傳：出版部（02）27990909　　行銷部（02）27993088
郵政劃撥：19394552
戶　　名：英屬維京群島商高寶國際有限公司台灣分公司
發　　行：希代多媒體書版股份有限公司發行/Printed in Taiwan
初版日期：2010年8月

國家圖書館出版品預行編目資料

拯救視力大作戰/江尚宜 著. -- 初版. -- 臺北市 ： 高
　寶國際出版 ： 希代多媒體發行，2010.8
　　　面 ；　公分. --（生活醫館 ； 60）
　ISBN 978-986-185-499-1（平裝）

　1.眼科　2.眼部疾病　3.視力保健

416.7　　　　　　　　　　　　　　　99013284

目錄 | CONTENTS

第二章　學生、上班族篇（19-45歲）

第三章　年長、銀髮族篇（46-80歲）

多項眼疾謬誤、熱門話題全方位解說

國防醫學院院長　張德明

　　隨著文明的進步與科技日新月異，國人平均壽命延長，自幼長時間用眼的機會愈來愈多，眼睛的保健已成為各個年齡層必需面對的問題，也可能是與每個人自身相當關切的焦點。

　　本書依不同年齡層，即兒童青少年、學生上班族、年長銀髮族等三大族群，各有九篇文章，將較容易發生且常見的眼疾與重點的護眼保健方式，分門別類加以闡述，不僅方便一般民眾的閱讀，更能有效率地提供視力保健的方法。當然，江醫師除了完整詳實地陳述各年齡層的眼疾之外，在每一篇文章的最後會有幾道問題，這些不僅是眼科門診中較常被提及的疑問，也是許多容易被誤解的想法及認知。經由深入淺出的說明，除了可排除讀者心中的許

多疑惑，同時更能傳達正確的護眼保健觀念。此外值得一提的就是，書中特別論及眼科近年來熱門的話題，諸如：角膜塑型術、電腦視覺症候群、角膜變色片、準分子雷射屈光手術、旅遊護眼、熊貓眼及人工水晶體的最新進展等等，相信這些內容是讀者相當有興趣及經常討論的主題。

　　江醫師自國防醫學院畢業後，利用閒暇時間撰寫了一系列醫師檢覆考試的參考書籍，同時也翻譯與編寫幾本眼科的工具書，這次是他首次將多年眼科的臨床心得，寫成一本適合大眾閱讀的保健書籍，透過深入淺出、言簡意賅的書寫方式，將一些艱深難懂的眼科醫學知識，化成簡單易懂的常識，相信讀者必能從中獲益匪淺。

　　江醫師是中華民國醫學會會員、眼科專科醫師，目前是國防醫學院醫學科學研究所博士候選人，期許他能發揮所長，將臨床醫學與基礎醫學充分結合，深入研究各種眼疾，然後在國內外學術會議中發表。最後，願江尚宜君持續努力，著作不輟，期望醫界前輩先進不吝批評指教，以為我輩策勵精進之力源。

大眾實用的就醫指引

三軍總醫院院長　于大雄
中華民國 99 年 8 月 5 日

　　唐宋八大家之首韓愈在家書寫道:「吾年未四十,而視茫茫,而髮蒼蒼,而齒牙動搖。」首句即道及視茫茫之慨,可見自古迄今,人們對於視力健康的重視始終不曾改變。

　　隨著經濟快速發展、電腦資訊科技普及,現代人用眼時間及壓力遠甚過古人,於是衍生出各式各樣的眼科疾病,威脅民眾視力健康,亦損及社會生產力。幸好近年來經過各界眼科醫師們的努力,許多過去無藥可醫的眼疾已有關鍵性突破的進展,籍由流行病學研究亦找出許多疾病的危險因子,眼科醫學的認知與治療不斷地透露出新的生機與曙光。

本書作者江尚宜醫師以生動活潑的文字介紹最常見的眼科疾病及保健預防方法，濃縮了最新的眼科資訊，讓讀者在最短的時間內得以一窺眼科醫學的奧妙！

江醫師於本院眼科臨床服務認真負責、視病猶親，在學術上精益求精、發表專業論文不遺餘力，在繁忙的眼科醫業與博士班學業之外，尚能勤於衛教著作，著實難得。本書之付梓，相信能提供諸多眼科病友充足且實用的就醫指引，亦為醫學院學生及醫事人員值得參閱的好書。

自序

　　筆者從事眼科臨床工作至今年八月剛好滿十年，從住院醫師、住院總醫師至主治醫師，一路從接受眼科醫學的薰陶到獨當一面直接面對患者，期間包括了四年半醫學中心嚴格的訓練，以及近兩年澎湖、三年金門的基層服務，過程當中不管是眼科學的知識或手術技巧方面都不斷地學習成長、自我鞭策、精益求精。至於書籍的編撰方面，早在當住院醫師之前就翻譯了一本醫學生的眼科指定教科書，住院醫師訓練過程也寫了幾本有關眼科考試的參考書及一般臨床與急診常見眼疾的處置手冊，但這些都只是侷限於醫學生或相關的醫療人員所閱讀或使用的書籍。這幾年來，發揮了個人的專長服務民眾，雖建立了良好的口碑，讓筆者感到無比的榮幸，然

而，面對病患期待筆者能出一本有關眼科常見疾病及護眼保健的書籍，倍感些許壓力，由於責任心的驅使及使命感，這就是促成我出版這本書最大的動機及後盾。因此，在研究所博士班求學的過程中，利用時間將這幾年寫過的文章重新整理，並加入一些新的觀點及最新的趨勢撰寫成冊。

身為一位眼科醫師，深刻地感受臨床醫學的精細、廣泛與深奧，特別是近幾年來，眼科醫學在診療與手術技術及儀器設備的精進可謂是突飛猛進，除了白內障、眼角膜、視網膜、青光眼等疾病的診斷與治療方式更趨於精密外，其他先進的科技運用在眼科臨床的治療上，更成為國內外醫界關注的焦點。

本書分為三大主題，依不同年齡層常見的眼疾與保健的重點，共計二十七篇文章，除了學童視力保健與預防及治療，上班族長期使用電腦所導致的眼睛問題。此外，配戴眼鏡及隱形眼鏡的學理及常識，眼睛與全身系統疾病的相關性等問題，在本書也有不少的著墨，同

時，在每篇文章的最後放了一些平日門診時病患經常提到或誤解的疑問，其中某些問題醫師認為是很普遍的常識，但病患或其家屬卻是一知半解甚至是誤解的觀念，因此，希望藉由此書對讀者在眼科學的常識及基本認知有所助益。

最後要感謝眼科界的大前輩文良彥醫師的推薦與國防醫學院院長張德明將軍、三軍總醫院院長于大雄將軍為本書寫序，同時感謝高寶書版集團給我這個機會，蘇芳毓及蔡欣育小姐的辛勞付出，由於她們的協助本書才能如期順利付梓。

本書雖經多次校閱及修改，恐有謬誤及遺漏之處，筆者才疏學淺，尚祈醫界前輩與先進不吝指教，使得此書更臻於完善。最後，謹將此書獻給摯愛的雙親、曾經教導的師長及關懷我的朋友。

第一章

兒童、青少年篇
（0-18歲）

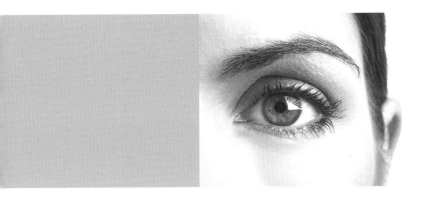

全世界最精密的相機
眼睛結構大公開

　　人類眼睛的基本構造主要可分為眼球、眼瞼、淚器、眼窩、眼肌五大部份。

眼球

　　眼球位於由七塊顏面骨頭所構成的眼窩腔內,因有凸出的額骨及顴骨所保護,即使遭受外力撞擊,也可獲得良好的保護。眼球為略圓而偏橢圓的結構,前後徑約22至23毫米。以下我們將眼睛之解剖構造做一簡單敘述。(詳見附錄眼球構造圖1)

1. 結膜（Conjunctiva）

為一薄而呈現半透明的黏膜，覆蓋於眼瞼內層並延伸至角膜邊緣。位於眼瞼部分的結膜，稱為「瞼結膜」；覆蓋在眼白（鞏膜）的部分，叫做「球結膜」；而兩者交界所形成的皺壁則是「穹窿」。結膜含有豐富的微血管，故受到外來刺激或發炎時，容易造成紅眼的狀況。它也含有一些黏液腺體，可分泌部分的淚液。

2. 角膜（Cornea）

為眼球最前方位於虹膜和瞳孔前的透明組織。正常的眼角膜是無色透明的，透過角膜可見虹彩的顏色。若虹彩色素較淡，則透出藍色眼珠；若色素含量較多（如東方人）則呈現黑色眼珠。角膜的功用是使光源影像經由折射通過瞳孔進入眼睛，並投射在眼球後方的視網膜上。

3. 鞏膜（Sclera）

即一般人所俗稱的眼白部分，為眼球壁最外面的一層白色保護層，堅韌而不透明。鞏膜可維持眼球的形狀並保護眼球內部的組織。

4. 脈絡膜（Choroid）

為眼球壁中間層的組織，主要由色素及血管所組成，可供應眼球養分並運送代謝廢物。而脈絡膜、虹膜、睫狀體三者合稱為葡萄膜。

5. 虹膜（Iris）

虹膜含有色素及肌肉。虹膜中心位置的圓形開口稱為瞳孔（pupil），瞳孔可藉由改變大小，調控光線進入眼球的多寡，其功能就像照相機的光圈。在強光之下，瞳孔會縮小以減少進入眼球的光線。

6. 睫狀體（Ciliary Body）

位於虹膜與脈絡膜之間。睫狀體突可分泌水樣液稱為眼房液。眼房液可營養角膜，並維持眼球內的壓力。睫狀體可以調節水晶體的形狀及厚度，以取得適當的焦距。

7. 視網膜（Retina）

為眼球壁的最內層，佈滿感光細胞及神經纖維，視網膜可以轉換進來的影像為電子脈衝，藉由視神經傳導到大腦。其血液由脈絡膜及視網膜的小動脈供應。視網膜中心區域，稱為黃斑部（Macula），主要負責中心視覺，黃斑部含有大量的錐狀細胞，視網膜周邊區域含有桿狀細胞。人類的視網膜約含有一億三千萬個桿狀細胞及七百萬個錐狀細胞，兩種細胞在網膜中扮演不同的角色。錐狀細胞與中心視力、色覺和明確分辨物體的輪廓，又叫白天視覺；而桿狀細胞則與暗視覺及周邊視力有關，但卻無法分辨顏色，稱為夜晚視覺。

8. 晶狀體（Crystalline Lens）

　　為眼睛的天然透鏡，位於瞳孔後面的扁平橢圓形透明構造。水晶體周圍有彈性組織，稱為懸韌帶。此韌帶連在睫狀體，可將水晶體固定。水晶體的形狀、厚薄可以經由懸韌帶的鬆緊而改變，以便調節屈光，當睫狀肌使晶狀體鬆弛變厚時，屈光度較大，可看見近距之物。反之，當晶狀體變得較扁平時，屈光度則較低，可看見遠方之物。因此，當光線進入眼睛後，經由水晶體的折射，可正確的聚焦在視網膜上。

9. 玻璃體（Vitreous）

　　在晶狀體和視網膜之間的透明凝膠狀物質，內含水份約99％，填充眼球的後腔（佔眼球腔的五分之四），並維持眼球的形狀。玻璃體可讓光線透過而到達視網膜。年輕人的玻璃體較為固態，老年人或某些眼疾患者，其玻璃體較為液化。若因外傷或手術導致玻璃體流失，則無法再生。

10. 視神經（Optic Nerve）

連結視網膜到腦部，收集視網膜神經纖維，集合成視神經。負責傳送眼球看到的影像到大腦。

11. 眼前房（Anterior Chamber）及眼後房（Posterior Chamber）

水晶體前方介於角膜和虹膜之間的空間，稱為「眼前房」，前房內充滿眼房液（aqueous humor）。虹膜基部與角膜、鞏膜交界處，稱為前房隅角，隅角為眼房液的排流處，此與青光眼有密切關係。水晶體、睫狀體及虹膜圍成的空間，稱為「眼後房」。眼房液由睫狀體突分泌出來後，由眼後房經瞳孔邊緣流至眼前房。

若將眼球的構造與照相機之相對部位作比照（詳見附錄眼球與照相機的比照圖2）：

- 角膜好比是照相機前方透明的蓋子。
- 鞏膜好比是照相機的堅硬外殼。
- 視網膜好比是照相機的底片。
- 水晶體好比是照相機的透鏡。

．虹膜及瞳孔好比是照相機的光圈。

眼瞼

　　眼瞼為遮蓋在眼球前部的保護性軟組織，眼瞼外觀看來是皮膚，但它與一般的皮膚構造不同。最外一層為皮膚，其內有眼輪肌、眼瞼板、結膜等共有四層。可分為上眼瞼及下眼瞼。上下眼瞼交界處，位於外側的部分稱為「外眥」；內側則稱為「內眥」。東方人的內眥常有皮膚皺褶，為「內眥贅皮」，若此皺褶太多，則會遮蓋住鼻側的鞏膜，而誤認為是患有「內斜視」。

　　眼瞼邊緣有睫毛，可以防止汗液或異物進入眼睛。眼瞼可以透過主動的張開及閉合（打開時靠提上眼瞼肌，閉合時靠眼輪匝肌），使淚液均勻分布於角膜以保持溼潤。眼瞼可阻擋強光進入眼睛，亦可保護眼球不受異物或暴露之傷害。（詳見附錄眼瞼構造圖 3、4）

淚器

淚器（Lacrimal apparatus）包括兩個部分，淚液分泌部（Secretory apparatus）和淚液排出部（Excretory apparatus）。淚液分泌部包括淚腺、副淚腺、結膜杯狀細胞等外分泌腺。淚液分泌後，均勻分布於眼球的表面，然又再經由匯流進入排流系統。淚液的排出先經眼瞼鼻側上方及下方的淚小點，進入淚小管、淚總管、淚囊，再經由鼻淚管最後流入鼻腔內。淚液的功能在於濕潤結膜，沖洗和清潔結膜囊，提供角膜養分，並在角膜表面形成淚液膜以保護眼角膜。（詳見附錄淚器結構圖5）

眼窩

眼窩是由顏面的七塊骨頭所構成的空腔，眼球位於其中。眼球後方有脂肪組織，用來做為支撐並緩衝外力。眼窩內除了有眼球及脂肪組織外，尚有眼外肌、神

經、血管及淚腺等構造。而眼窩的週邊有鼻竇，內含空氣並與鼻腔有孔道相通連。（詳見附錄眼窩構造圖6）

眼肌

眼球由六條眼外肌所支撐固定在眼窩中。經由眼外肌的支配，可靈活的帶動眼球往任何方向轉動。兩眼運動時，眼外肌會彼此協調。支配眼外肌的顱神經為第三、四及第六對神經，當神經麻痺或眼外肌本身的病變時會引起眼位不正，也就是斜視。雙眼各有四條直肌及兩條斜肌，眼球依靠眼外肌的收縮和放鬆產生協調的運動。（詳見附錄眼肌構造圖7）

護眼 Q&A

Q：白內障與眼翳有何不同？

A：臨床上「眼翳」又稱為「翼狀贅肉」，是結膜下方新生的贅肉，通常位於鼻側眼角的眼白部位，隨時間會往角膜方向生長，因此，可能蓋住角膜甚至遮蔽瞳孔而影響視力。所以，「白內障」與「眼翳」完全無關，白內障是指水晶體的混濁，阻擋光線進入眼睛，而眼翳是眼白上方、結膜下方的增生組織。

Q：眼睛如何能看見東西？

A：外來物體的影像或光線透過眼角膜、瞳孔、水晶體及玻璃體等構造，聚焦在視網膜上，當視網膜接受影像或光線後，轉換進來的影像為電子脈衝，藉由視網膜神經纖維、視神經、視交叉、視放射到達大腦的枕葉。因此，經過此複雜的傳輸及解析過程，我們就能看見物體的影像。

嬰幼兒視力的發育

　　人類視力的發育，並非一出生就能擁有 1.0 的視力，而是須藉由有清晰的影像落在視網膜上，視力才能一天天地發育。眼球的發育是屬於中樞神經系統的一部分。因此，視力的發育除需要健康的眼球結構外，更需要與大腦連結及整合才能發揮正常且良好的視覺功能。而所謂的視覺功能可分為兩個部分，此兩部分要能正常運作，視覺才有功能。

　　感覺系統：包括視力、辨色力、對比敏感度、立體感及視野等。上述這些功能並不是在出生時就已發展成熟，而是在出生後至 3 歲間逐漸發育。因此，3 歲以前是視力發育的最重要階段。而所謂的「立體感」是指：

當兩眼共視時能分辨遠近的感覺，也就是所謂的「深度」。

運動系統：包括兩眼的追隨運動、快速運動、展視、聚視等。這些功能除了需要有正常的腦神經支配外，更需要大腦其他部位加以協調整合，才能使雙眼視力不至於各司其事。

完成視力發育的三大要件

1. 眼睛可對準想要看的目標。
2. 眼睛可以清晰對焦（無明顯的遠視、近視及亂視）。
3. 視線沒有遮擋，最後還要能雙眼同時注視標的物。

而感覺系統與運動系統也會互相影響。例如：單眼視力不良可能會引發斜視，而斜視也可能會造成弱視。因此，在 3 歲前好好的檢查幼兒的視覺功能是很重要的。幼兒出生時視力約有 0.01，到 3 歲左右可發展至正常之視力；但發育較慢者，3 至 5 歲亦可緩慢發育起

來。8 至 10 歲視力便可發育至成熟階段，如無其他病變應可終其一生維持正常的視力。立體感和視力一樣，在 3 歲以前即已發育幾近完成；此時若發育受到障礙，則視力和立體感均可能退步，如果等到 7、8 歲才發現有問題，想要矯治，就為時已晚了！

面對小於 3 歲的嬰兒，視力檢查是需要一些技巧的，但父母親也可以親自觀察小朋友並做一些簡單測試。一般而言，剛出生的嬰兒視力仍是模糊的，大概只對聲音、光線及較大的物體有反應。而嬰兒成長至 3 個月後，正常的嬰兒已可做眼球追隨運動，簡單的做法是父母親手拿一個彩色鮮豔的物體，在嬰兒眼前 30 公分處，不出聲地做左右移動，若嬰兒的雙眼可跟隨物體移動且平順地轉動，表示視力發育大致沒問題。

對於 3 個月至 3 歲的幼兒，可拿一個手電筒在眼前 30 至 50 公分處平行照射其雙眼，而觀察的重點有三：第一即是眼球是否位於中央位置，第二是眼球是否會有亂跳動的情況，第三就是眼球可否注視光源或跟隨光源

轉動。若幼兒經由上述的簡易檢查反應正常，一般而言，小朋友應該有正常的視力發育。幼兒嚴重的視力異常，眼球可能會伴隨不由自主的震顫現象，或者只是無目標的轉動眼球，一般的視力行為發展比正常嬰兒差，不會追視人或移動的小物體，對環境周圍景物的變化，沒有反應。

由於眼球的發育及視力的發展是屬於感覺神經的統合，因此，如果幼兒在行為的發展有遲緩的現象，那麼視力的篩檢就顯得相當重要。而視力發育若有遲緩現象，就必須做進一步的檢查是否為器質性的疾病或是整合性的問題。而早日的診斷，可提供針對視力的發育給予最好的處置。視力發育期間若有任何原因造成視力發育受阻，就可能引起弱視。及早的發現及治療可減少弱視的發生，以免錯過治療的黃金時期。

護眼 Q&A

Q：父母在為小 baby 洗澡時，會使用不傷害眼睛的洗髮用品，那些東西真的不會傷害到小 baby 的眼睛嗎？

A：一般父母為小孩洗澡時常會使用號稱不流淚配方的洗髮用品，以避免刺激嬰幼兒的眼睛。這些產品通過皮膚醫學檢驗測試，質純溫和不含皂且低敏感性，有些產品更是來自天然的植物萃取，洗後不殘留。臨床上，對於長期眼瞼炎的病患，眼科醫師常會建議病人使用此類的洗髮精揉搓成柔細泡沫來清潔眼瞼，在不傷害眼睛的同時達到清潔效果。因此，在幫小朋友洗澡時也建議使用這些對眼睛及肌膚刺激性低的產品，但提醒您特別留意的是，所使用的用品其成分是否是嬰幼兒專用的安全產品。

視力不良的真正原因
屈光不正

　　一般人在接受全身健康檢查後，常赫然會發現自己的眼科視力檢查欄位上有一項病名叫做「屈光不正」，而經常被這個診斷搞得有點迷糊。其實所謂的「屈光不正」是直接由英文的 refractive error 翻譯而來的，是泛指裸眼視力達不到正常標準（通常是指 1.0），而又不知受試者所配戴眼鏡的確實度數之前，醫療人員所作下的一種臆斷。換言之，受試者視力達不到正常標準，而又不是其他眼疾所引起的，必需藉助光學鏡片加以矯正才能使視力達到正常標準的一種視力缺陷。

　　視力的產生，簡言之，是當平行的光線通過眼球的眼角膜及晶狀體時，光線因折射的緣故導致行進的方向

產生變化。在正常情況下，光線會正確且精準地匯聚在視網膜上，形成一個清晰而上下顛倒的影像，若光線折射不能正確地聚集在視網膜上，則會產生視力不良的狀況，也就是所謂的「屈光不正」。臨床上「屈光不正」包括了近視、遠視、散光及老花眼等

近視（myopia, near sightedness）

原因可能是眼軸（球）過長，晶狀體或角膜的曲度過大所致。造成光線過度彎曲折射，景物的影像聚集在視網膜之前，然後再散開，到達網膜時影像已經是分散的，產生的視覺也就變得模糊不清，只有近距離的物體看得比較清楚，對遠距離物看得模糊不清，需靠凹透鏡片加以矯正。（詳見附錄近視矯正圖8）

遠視（hyperopia, far sightedness）

原因是眼軸（球）過短，水晶體或角膜的曲度過小

所致。光線進入眼睛後在還沒聚集至焦點之前，就已先到達視網膜，因此影像落在視網膜之後，結果是近處的影像模糊，但遠距離事物可以看得相對清楚，不過若遠視度數較深時，遠的事物也看不清楚的，需使用凸透鏡片來矯正。但正常人在 5 歲之前為遠視眼。（詳見附錄遠視矯正圖 9）

散光（astigmatism, distorted vision）

散光原因是因為眼角膜或晶狀體曲度不均所引起，可能比較像是橢圓的球面，而不像是真正的圓球面，於是造成光線在視網膜上有兩個焦點而不是一個焦點，結果造成視覺上的扭曲變形有重影或歪斜，因此也會影響視覺品質。需配戴散光鏡片（圓柱鏡）才能矯正。它通常與近視或遠視合併發生，散光又分為規則和不規則兩種，前者以先天性居多，後者只能靠硬式隱形眼鏡矯正或接受角膜移植。（詳見附錄散光未矯正圖 10、矯正圖 11）

老視（presbyopia）

俗稱老花眼，主要為老化所造成，一般人年過 40 歲以後，幾乎是人人無可避免的問題，由於晶狀體本身的硬化，控制晶狀體形狀的懸韌帶老化張力逐漸減退，造成晶狀體遠近調節能力衰退所致，看近的事物不像年輕時那樣自如，必需藉助凸透鏡調節才能看清楚近物，尤以閱讀及穿針線為甚；隨著年齡增加，老花眼度數也會增加，甚至連遠的景物也看不清，此時就需要配戴遠近兩用的雙光眼鏡，甚至中距離使用的眼鏡。

護眼 Q&A

Q：遠視是指「遠的」看得清楚，近視是指「近的」看得清楚？

A：一般人有種錯誤的觀念，認為視力很好可以看得很遠，就是遠視，其實這種超過正常標準以上的好視力也是一種「正視眼」，而不叫遠視眼。一般而言，若遠視度數較深時，遠的景物也是看不清楚的，需透過凸透鏡片加以矯治。

Q：看遠處景物有雙重影像就是所謂的「散光」嗎？

A：常有人自覺看景物有雙重影像，就自認為自己患有「散光」，其實只要是屈光不正，正常影像無法清晰成像在視網膜上，就可能造成重影，不僅僅只有散光才會。

真的假不了！
別讓「惡視力」向下沉淪

　　根據國民健康局 94 年委託民間執行之調查報告顯示，全國國小一年級近視盛行率已達 20％。孩童長期近距離使用眼睛，包括：看書、寫字、打電腦、玩電動、作美勞、畫畫……等等，導致近視率逐年升高，也造就了台灣成為「近視王國」。所以當為人父母苦心思考不要讓孩子輸在起跑點時，可別讓孩子輸在「惡視力」上！

　　在台灣學齡兒童近視的年齡正逐年往下修正，目前台灣小朋友發生近視的平均年齡約在 6-7 歲。為什麼小朋友這麼小就會近視了呢？主要造成學童近視的原因，環境因素約占 80％，而遺傳因素為 20％；雖然高度近視的父母，小孩也容易遺傳近視的體質，但最重要的成因

還是「長時間近距離」使用眼睛所致。

　　根據台大醫院眼科部所做的一項研究報告指出，城市鄉村小朋友的近視年齡與度數有所差異，就連同在台北市都會區各校間小朋友的近視比例與度數也有些差異；以東區兩所明星國小相比，其中校舍棟距較小的學校，學生患有近視的比率也較高，究其原因就是因為小朋友「看不遠」。

　　孩童因年齡小調節能力比成人強，容易因近距離用眼，造成睫狀肌過度收縮而處於痙攣狀態，水晶體就會過度增厚，使光線經折射後聚焦在視網膜前方，因而呈現短暫性的近視狀態現象，一般人稱之為「假性近視」，因為這是眼睛調節所引起的近視現象，故又名「調節性近視」。此時，若能讓眼睛得到適當的休息或以睫狀肌鬆弛劑治療解除睫狀肌緊張的情形，這種狀況大多可以回復正常。但若是睫狀肌持續緊張，長期累積下來會使睫狀肌變得肥厚，再也無法逆轉，水晶體也產生器質變化，就會轉變成真性近視。假性近視如果戴上眼鏡，就

容易變成真近視。要確定孩子是否有近視，建議家長一定要帶孩子前往專業的眼科檢查治療，把握尚可治療的「假性近視」時期。

若發現假性近視，首先必須減少近距離使用眼睛，換言之，除了孩童的功課不宜過重外，當然，在太近的距離內看電視、打電腦和玩電視遊樂器都是要盡量避免。此外，可考慮使用睫狀肌鬆弛劑點眼治療，經由藥物的作用強使睫狀肌放鬆。睫狀肌鬆弛劑通常併有瞳孔放大的作用，故又稱為「散瞳劑」，當然假性近視很可能合併真性近視同時存在，如果已經是真性近視，就算是只有 50 度，也不能稱為假性近視，而且睫狀肌鬆弛劑並不能矯正真性近視的度數，也不能改善真性近視所帶來的視力模糊，此時使用散瞳劑的目的，是減緩近視度數加深，而非治療矯正真性近視。

當孩子已確定近視之後，是無法透過物理治療恢復到沒有近視的狀態。坊間民俗療法，聲稱按摩雙眼可以讓已然惡化的視力恢復到正常視力、並可擺脫戴眼鏡的

命運；但就專業醫學角度而言，皆為空穴來風，只是利用家長不想看到孩子戴眼鏡的鴕鳥心態，大賺黑心錢。很可惜，仍有不少父母相當迷信於各種近視的偏方療法，假如這些民俗療法、甚至食材偏方對近視真有療效的話，全球近視應該不至於嚴重到眼前的狀況。

當確定孩子患有近視後，家長應思考的方向為該如何減緩度數的增加，家長除了要經常提醒孩子，看書與寫字要保持適當距離，近距離用眼 30-40 分鐘後，一定要讓眼睛休息 5-10 分鐘，可看遠處做為調適。

點長效型睫狀肌麻痺劑（如阿托品 Atropine），藥效可長達數天之久，效果也較短效型睫狀肌鬆弛劑好。報告指出，長期點用 Atropine 的小朋友，近視增加的頻率和度數都較低，因此可有效控制近視度數增加。但瞳孔放大後，在強光下也無法收縮，孩童容易產生畏光的現象，因此，出門時要戴有帽緣的帽子或太陽眼鏡保護，同時避免於烈日下出門；然而使用長效型散瞳劑還有一項副作用，就是在治療的同時，也去除了眼睛本身的調

節作用。所以，若要寫功課或從事近距離工作時，易產生眼花的現象，所以可選擇不戴眼鏡，或是配戴雙焦眼鏡、減壓眼鏡，才能看清近物。至於短效型睫狀肌麻痹劑，雖不易有畏光及高眼壓的副作用，但藥效較差，對於控制近視速度減緩，成效有限。因長效型散瞳劑 Atropine 是一種抗膽鹼激性的藥物，若不慎大量誤用，可能會有口乾舌燥、便秘、心悸、心跳過快、潮紅等副作用，因此，在點完藥後，最好能壓住下眼瞼內側或閉上眼睛數分鐘，避免藥物從鼻淚管經鼻腔黏膜吸收，導致全身性的副作用。

究竟近視幾度需要戴眼鏡？大多數眼科醫師的共識是建議小學生近視 200 度、中學生近視 150 度，就必需要配戴眼鏡。看不清楚瞇眼睛，除了會降低孩子的學習能力外，也容易產生上課分心的狀況，更容易導致近視度數加深，因此家長們不得不謹慎。

除了配戴有形的眼鏡之外，衛生署核准上市之角膜塑型夜戴型隱形眼鏡，角膜塑型術原文為

orthokeratology（簡稱為 ortho-k，俗稱 OK 鏡片），也成為目前愛子心切的父母爭相詢問的熱門商品。此鏡片的優點為可減緩近視度數加深，但缺點則是費用較高，每日的配戴及清潔保養因一般孩童年齡小無法自理，需由父母協助；但衡量優缺失，OK 鏡片還是值得家長參考。

護眼 Q&A

Q：如何區別真假性近視？

A：(1)雲霧法：先讓小朋友戴上度數較高的「凸透鏡鏡片」專心注視遠方的視力表，如此可讓處於痙攣狀態的睫狀肌放鬆而消除調節作用。剛開始時會感到視物模糊不清，但幾分鐘之後，便會稍感清楚些。之後逐漸減低凸透鏡的度數，如果遞減至沒有度數時，視力恢復到正常或較測試前視力有明顯改善時，就可證實是假性近視，或近視度數中有一部分是假性近視的存在。

(2)散瞳法：一般學童由於調節力過強，常會使用散瞳的方法使調節麻痺來進行驗光檢查，如果散瞳後驗光度數減少，視力較散瞳前有提高，或已恢復到正

常視力時，表示有假性近視成分，或者完全是假性近視。

Q：近視配戴眼鏡是否會使度數越來越深？
A：一般而言，國小階段近視 200 度以內、國中階段 150度以內，可考慮使用散瞳劑加以治療，一旦裸視只有 0.3 以下，仍建議配戴眼鏡來矯治。很多家長認為不戴眼鏡可以防止近視度數的加深，同時，配戴眼鏡之後反而是眼鏡讓近視度數不斷地增加，這些想法都是沒有學理根據的。事實上，不管有沒有配戴眼鏡，只要不留意近距離的用眼時間，都會導致度數不斷的增加，尤其因視力模糊不清而常常瞇眼視物，反而可能造成視力惡化。

學童視力保健
正確的護眼方式

　　造成近視的原因包括先天的遺傳因素和後天的環境因素，而後天環境因素卻是導致近視形成的最重要原因，在了解近視的成因後，不管小朋友是否患有近視，在學童階段防治近視的產生及減緩度數的增加是十分重要且最具時效性的，故提供以下護眼守則，期望家長與學校老師時時提醒並關心，以防治近視的發生與進行。

護眼守則一：養成良好的生活習慣

・ 充足的睡眠，規律的作息。

・ 注重均衡的營養，攝取豐富的維生素。

- 多做戶外活動，接近大自然。
- 在近距離工作後，應眺望遠方，以放鬆眼肌。
- 不要讓幼兒太早接觸較傷眼力的學習。

護眼守則二：培養適當的閱讀習慣，
避免過度的近距離工作

- 看書、寫字姿勢要端正，避免趴在桌上看書、畫圖。
- 時間要適當（通常閱讀 30 至 40 分鐘，讓眼睛休息 5 至 10 分鐘）。
- 照明要充足，照度至少 350 燭光以上，由左方給燈，並避免直接照射眼睛。
- 選擇不會反光的紙張，字體大小適宜、印刷清晰的讀物。
- 電腦螢幕可加裝護目鏡或選擇採用液晶面板的螢幕，以降低反射光及輻射的傷害。

護眼守則三：降低看電視及玩電視遊樂器的負面影響

- 觀看電視的距離應保持與電視畫面對角線 6 至 8 倍的距離觀看。

- 電視機應置於視線稍下處。（比兩眼平視時略低 15 度）

- 看電視的時間及玩電視遊樂器的時間，應當每 30 分鐘讓眼睛休息 10 分鐘。

- 影像應清晰，對比勿過強，避免在暗室內觀看電視。而夜間觀看電視時，則要打開室內燈光。

- 避免躺著看電視。

- 幼兒一天看電視的時間不可超過 1 小時。

護眼守則四：學習「愛 eye 元氣護眼操」

肩頸放鬆運動

- 雙肩聳肩 4 次

- 雙肩向前繞圈 4 次 向後繞圈 4 次
- 下巴上抬 頭部向下

眼球運動

- 八個方位（上、下、左、右 、右上、左下、左上、右下），先盡力伸展，再做眼球繞圈及用力眨眼各 4 次
- 眼球照著順時鐘、逆時鐘繞圈
- 張開眼睛，用力眨眼 8 次（眼球運動反覆一遍）

遠近回復操

- 先看遠方定點，再近看距眼前約 10 公分的食指螺紋，遠方、近方各 4 次
- 遠 2 ～ 3 ～ 4 ～，近 1 ～ 2 ～（共 4 次）

望遠凝視

- 選定 6 公尺以上目標遠望

護眼守則五：及早並定期接受眼科專科醫師的檢查

- 由於視力的發育大約在 6 至 7 歲完成，故學齡前的視力檢查特別重要，一般建議 3 歲孩童即可接受第一次視力檢查，一旦發現患有弱視才能及早治療。

- 當須配戴眼鏡時，應找眼科專科醫師檢查配鏡，有了正確的眼鏡處方，配戴才能正確且舒適，度數才不會無故增加，同時應定期追蹤度數的變化，適時更換眼鏡。

- 高度近視者應定期接受視網膜眼底檢查，才能早期防治近視引發的併發症。

　　教育部為提醒學生、家長、教師、民眾共同來重視學童視力保健，讓學童瞭解視力保健的重要性並養成正確用眼習慣，於 94 年辦理「把 Eye 傳出去－視力保健標語徵選」活動，徵求最具有創意的標語。以下是得獎

的標語，提供家長與老師們參考：

1. 寵 eye 百分百，視界更精彩

2. 珍惜所 eye，視界無礙

3.eye 護好，看近看遠沒煩惱

4. 年輕活力 e 世代，視力保健趁現在

5. 視力 wonderful，人生 beautiful

6. 遠視近視，少看電視；青山綠水，把 eye 找回

7. Eye 喲！你是不是該休息一下啦！

8. 目睭顧予金，才有彩色的人生（台語發音）

9. 目睭好，看會清楚，目睭魯，上界苦（台語發音）

10.視力初檢找問題，追蹤複檢不遲疑

11.多蔬果，眺綠意，暢遊美麗新「視」紀

12.好眼睛，看得清，沒眼鏡，一身輕

13.明亮雙眼要保護，遠山綠樹常接觸

14.現在小心「眼」，將來看更遠

15.視力保健零歲起，青山綠水終生益

16. 視力無礙，生命超 High

17. 靈魂之窗若要好，視力保健不可少

18. 距離燈光要充足，雙眼明亮不用苦（江醫師得獎作品）

19. 視力保健做得好，健康雙眼用到老（江醫師參選作品）

護眼 Q&A

Q：兒童可以配戴隱形眼鏡嗎？

A：隱形眼鏡除了用來矯正屈光異常之外，也可矯治若干眼疾，例如角膜手術術後、圓錐角膜等，但隱形眼鏡並非適合所有的人，眼睛長期過敏或發炎、乾眼症、工作環境飛塵較多、衛生習慣不佳或不注意清潔者，皆不適合配戴。兒童因無法自行作好隱形眼鏡的清洗及保養，也可能有揉眼習慣，故不適合配戴。

易被忽略的眼疾
小心，兒童弱視

【案例】曾媽媽從來不覺得自己的女兒小惠眼睛有任何的問題，因為不論看遠、看近的東西，小惠向來都能看得清楚。但等到小惠上了幼稚園之後，在例行的視力檢查中發現，她的左眼視力僅有 0.3，遠遠地落後另一眼正常的視力。但仔細瞧，小惠的一雙大眼睛黑白分明，沒有睞睞眼、大小眼，也沒有明顯的鬥雞眼。她日常生活雖然不受到左眼視力不好的影響，單靠正常的右眼也能生活。但是，如果小惠沒有在視力發育的黃金期接受適當的治療，她的左眼的視力將一輩子只有 0.3 且立體感也會深受影響。因此小惠可能經常抱怨圖畫得不好看，因為立體感影響她掌握二度、三度空間的視覺。長大後，如需要雙眼的精細動作，她恐怕也無法勝任。

在台灣，像小惠一樣的弱視兒童不在少數。依據90年行政院衛生署委託台大醫院眼科部研究統計分析，學齡前兒童視力的篩檢發現弱視罹患率約為 2.37％，相當於每 100 個兒童就有 3 個是弱視兒童。

「弱視」是指幼年時期，眼睛的視力發育不良，但通常無器官構造的病變。若單眼或兩眼視力無法以眼鏡矯正到 0.8 以上，但眼球組織並沒有病變者，可稱為「弱視」。一般而言，剛出生嬰兒的視力不到 0.1，到了 3 歲視力進步到 0.6，到 6 至 7 歲，視力則可達 1.0。視力發育過程須有兩個必要條件：1. 物體在視網膜上形成清晰的影像。2. 兩眼接受的影像要一樣清楚。

如果有一眼接受的影像不夠清晰，則該眼視力發育會受到抑制，掌管該眼的大腦視神經細胞因此沒有受到足夠刺激，一旦過了 9 歲，視覺系統發展定型以後，視力很難再發育。但因兩眼視力會相互競爭，所以兩眼都發生弱視的情形較少見，通常只有一隻眼睛會是弱視。

弱視形成的原因

1. 斜視性弱視

成因：眼球肌肉不能協調運作，造成兩眼視線不平行，看東西時會產生複視及視覺混淆，大腦會自動抑制斜視眼的視覺發育，以減輕視覺干擾。

症狀：兩眼視線不平行、強光之下會閉起一眼，嚴重的斜視會造成明顯的鬥雞眼，但輕微斜視的小角度鬥雞眼則很難被發現。

2. 非正視性弱視

成因：通常是兩眼都有高度近視、遠視或散光，會造成視網膜的影像模糊，因其中一眼卻較另一眼常使用，較不使用的眼睛，影響視力的發育即可能形成弱視。

症狀：1. 超過 400 度的高度遠視：部份病童有鬥雞眼，但少數也可能外觀正常。 2. 超過 600 度的高度近視：經常瞇眼看東西。3. 超過 200 度的高度散光：經常

側著頭看東西。

3. 不等視性弱視

成因：兩眼的度數差異很大，通常是一眼正常，另一眼的度數較深，視網膜上的影像也比較模糊，導致單眼視力發育不良。

症狀：幾乎沒有任何症狀，只能透過視力檢查才會被發現。

4. 剝奪性弱視

成因：由於眼瞼下垂、先天性白內障等眼疾，阻擋光線進入眼球，導致視網膜的影像模糊。

症狀：1. 白內障有時無法由外觀判斷，需要由眼科醫生透過儀器來檢查水晶體混濁的程度。2. 眼瞼下垂：因眼瞼提肌發育不良，而使上眼皮下垂遮住視線，嬰幼兒會看起來大小眼，經常出現頭部提高後仰、下巴呈上舉之姿勢，或者經常皺眉看東西。

5. 遺傳因素：任何有弱視或斜視病史的家族。

　　弱視通常沒有任何症狀，除非是有一眼歪斜或其他的畸形，通常只有在測試單眼視力的時候才能被發現。弱視的診斷可經由兩眼視力的檢查察覺。由於幼兒視力不易檢查，眼科醫師只能遮住一眼而觀察另一眼的視力情況。如果遮住的是「視力較佳的眼睛」，幼兒會有向四處看或排斥眼罩的現象。2、3 歲以上的小孩，可教導看視力表的字母（如 E、C）的缺口方向而測得視力。視力差並不表示這隻眼睛為「弱視」。視力差的眼睛，常可以經由眼鏡配戴獲得改善。而眼科醫師在檢查視力時，應同時仔細觀察有無其他導致弱視的原因，諸如白內障、眼腫瘤、視神經萎縮或其他因素。

　　弱視的治療要依照醫師的處方，配戴眼鏡。同時給予遮眼治療，強迫小朋友用弱視的眼睛去看。假若遮眼治療效果較差者，可配合弱視訓練。臨床上有些斜視或先天性白內障、眼瞼下垂需開刀矯正，才能矯正弱視。

　　先天因素引起的弱視是無法預防的，但早期發現

早期治療是不二法門，有家族病史的小孩尤其應特別注意。一般小孩，在 3、4 歲時應接受一次的眼部檢查。一旦發現弱視則要及早接受治療。

注意：6 歲是一個重要的關卡，若過了 6 歲才發現，則治療效果將大打折扣。而 9 歲以後再發現有弱視，也於事無補了！

護眼 Q&A

Q：什麼叫做遮眼治療？要注意那些事情？

A：遮眼治療是以不透光的遮眼貼布，將正常眼遮蓋，並強迫用弱視眼睛去看，以刺激視覺神經系統的發育。

遮眼時注意事項：

1. 遮眼時可以看電視、看書，盡量用弱視眼看。
2. 進行遮眼治療後視力仍需持續追蹤（4 歲以上一個月追蹤 1 次，3 歲以下每 3 週追蹤 1 次）。
3. 遮眼治療後，視力已達正常者，需採「漸進式」的停止方法，不可立即停止遮眼治療。

Q：什麼時候是弱視治療的最好時機？

A：弱視治療的黃金時期是在 3-6 歲，8-9 歲以後便無法再治療。

Q：弱視如果沒有治療會有什麼問題產生？

A：1. 弱視的病人視力較差，就學及就業時容易產生挫折感及自卑感。

　　2. 若正常眼睛受傷或有嚴重眼疾時，弱視眼無法取代正常眼的功能，就會造成終生「兩眼」視力皆受損的情況。

　　3. 無法建立「立體感」及「深度感」，因此無法從事精密的工作。

Q：弱視治療是否會成功？

A：弱視治療是否成功需靠早期發現早期治療，更需要父母關心與指導。沒有任何一位小孩願意讓好眼睛被遮蓋，所以特別需要好言相勸、利誘威迫，說服小孩接受治療。成功的治療往往有賴於父母親的參與，以取得小孩的合作。只要發現得早（七歲以前，愈早愈好），加上持之以恆的治療，成功的機會有百分之八、九十。

配戴眼鏡學問大

選配眼鏡的常識

　　【案例一】去年六月，李太太因左眼過熟的白內障接受傳統的白內障摘除術及人工水晶體植入術手術治療。早晨七點一如往日，她騎著摩托車出門上班，剛轉出巷口不久，停放在路邊的轎車突然打開車門，李太太煞車不及撞了上去，摩托車的後視鏡不偏不倚地擊中她的眼鏡，鏡片碎裂，眼角膜被鏡片由中間撕裂，植入的人工水晶體也跑了出來，經緊急手術後，現仍等待角膜移植及第二次人工水晶體植入。

　　【案例二】快樂的暑假開始，林先生滿心歡喜地載著一家大小到東部旅遊。在東北角行駛時，一邊欣賞著碧海藍天的美景，一邊與家人開心地聊天，但前車突

然緊急煞車，林先生的車突然煞車不及撞了上去，安全氣囊立刻爆開，雖然保住了林先生一家人的性命，可是安全氣囊撞碎了林先生的眼鏡鏡片，碎片造成他眼角膜的撕裂傷，經急診縫合後，仍留下疤痕也造成不規則散光，無法以眼鏡矯正。

　　眼鏡是矯正遠視、近視、散光重要的工具，但是當意外發生的時候卻變成了傷害眼睛的凶手，這樣的不幸事件，是否能夠加以預防呢？因此，如何選配一副品質合格、配戴舒適的眼鏡，是攸關個人的眼睛健康與視力及生活品質。

　　眼鏡最重要的結構，就是「鏡框」和「鏡片」，在配戴眼鏡前我們必須了解一下眼鏡鏡片及鏡框的基本常識。一般而言，一副優良的眼鏡至少須符合下列三大要件：

1. 正確的配鏡度數。

2. 品質優良的鏡片。

3. 舒適輕盈的鏡框。

鏡片與鏡框的基本認識

鏡片

一般的鏡片依性質、折射率、功能、設計及表面處理分類如下：

分類	種　類
性質	凹透鏡、凸透鏡、圓柱鏡、稜鏡
折射率	1.499、1.523、1.56、1.61、1.67、1.702、1.74、1.8、1.9
功能	單焦光、雙焦點、三焦點、漸進多焦點、特殊鏡片
設計	球面、非球面
表面處理	硬化層、多層膜、抗紫外線、染色及變色處理、防污抗刮鍍膜

依材質又可分為玻璃、樹脂和聚碳酸酯（Polycarbonate；PC）三種，各有其優缺點。

	玻璃鏡片	樹脂鏡片 （安全鏡片）	聚碳酸酯 （太空鏡片）
價格	便宜	較貴	最昂貴
透光度	佳	最佳	普通
耐磨性	佳	差	差
耐撞性	易碎裂	不易碎裂（安全性是一般玻璃鏡片的10倍）	最佳
重量	最重	輕（約玻璃鏡片1/2）	最輕
厚度	—	厚，但折射係數越高，鏡片越薄，就是所謂的「超薄鏡片」	薄
折射係數	高	1.499到1.67（折射係數越高，鏡片越薄）	較低（1.59）
適合配戴者	高度數者或平常配戴隱形眼鏡而一般眼鏡只是做預備使用者	一般眼鏡配戴者	職業上有受撞擊危險之人（消防隊員、使用車床、砂輪的工人等）及經常運動者
不適合配戴者	學童或從事劇烈運動者及易有飛裂物品之工作場合	—	高度數者

鏡框

選購鏡框的基本原則包括，依照醫師的鏡片處方並配合眼睛的位置，保持正確的尺寸大小，紮實耐用，堅固而不易變形，不會對臉部產生過度壓迫感及傷害，同時不會引起配戴上的不舒服，對於視線無阻礙。注重輕巧、安全、穩定而有彈性，需有足夠的可調整性與柔軟性且耐衝擊，材質上要能耐汗酸、耐藥品且耐侵蝕，對各種排氣煙霧要耐用。最後還要充分符合配戴者外表的美觀條件。一般的鏡框的材質可分為金屬鏡框、塑料鏡框及無邊框鏡架。

金屬鏡框：質輕鏡框較細，耐蝕性也較高，配戴起來比較能突顯高質感及權威性，故很多專業人士幾乎都是配戴此類鏡框的眼鏡。但缺點是使用久了較容易變形，每隔一段時間就需要調整。而「鈦」金屬，目前已廣泛被應用開發成鏡框，重量輕耐腐蝕不易變形因而頗受歡迎，唯獨價格不便宜。

塑料鏡框：材質的可塑性高，比較不易變形，而鏡

框的外型和顏色變化多，設計感及流行性較強，可供選擇的範圍大。但缺點是耐蝕性不高，因早期的塑料性鏡框比較粗重，感覺較呆板所以接受性較低，但現在塑料性鏡框的設計已比以前輕盈細緻多了。由於比較不容易產生變形，建議學童或好動的小孩，使用此類鏡框比較理想。

無邊框鏡架：近年頗為流行的無邊框鏡架，就是鏡片部分沒有鏡框包覆直接在鏡片上打洞連結於支桿和橋的框架上。無邊框鏡架的優點是重量較輕，但缺點是鼻樑部分承受壓力大，對鏡片的保護較差，使用時須特別小心，活動性太大的場合，如打球、跳舞等較不適合配戴。而度數深的人，由於原本鏡片邊緣較厚，若配無邊框鏡架，從側面看時較不美觀，若要配戴無邊框鏡架，要多加考慮不要盲目追求流行。

配鏡時的注意事項

在配眼鏡時，除了正確的驗光度數、鏡片的材質

特性與功能，鏡架的美觀及價格外，安全也是重要的考量。首先要注意驗光的環節，選擇一副配戴舒適的眼鏡，準確驗光是一個基本要素。驗配眼鏡前最好選擇眼科專科醫師詳細檢查眼睛狀況後再選配眼鏡，依據眼科醫師所開立的配鏡處方到眼鏡進行配鏡，配鏡時先查看眼鏡行的驗光配鏡人員，是否具備驗光師或驗光員證書；若擔心驗光度數可能受到情緒及精神狀態的影響，應在數天內再次驗光，比較是否有差異以達到準確的驗光結果。

其次要注意眼鏡的材質及功能的選擇。一般眼鏡片分為玻璃、樹脂和聚碳酸酯等幾種材質，鏡片和鏡框都應有保固期。若鏡片及鏡框是進口的，應視查是否有進口商檢證書及商品保證書。最後在選購眼鏡時，務必看清所購的產品是否有標檢局標準檢驗合格證明、生產廠商名稱及廠址，同時記得向商家索取購買收據及發票，一旦發生品質上的問題，就可維護自身的權益。

眼鏡基本正確使用方法

- 眼鏡戴上或拿下時，一定要以雙手持拿鏡架兩邊的支桿；若常習慣以單手戴上或取下，鏡框容易歪斜變形，眼睛便無法精準正對鏡片的焦點，此舉容易造成眼睛的不適並加快度數的惡化。

- 擦拭鏡片要以無毛的軟布來擦拭，不要使用粗糙的衛生紙或衣服，以免傷到鏡片。

- 若鏡片太污穢而無法擦去時，可先以冷水沖洗後再擦拭，若仍無法洗去髒污時，則可選用中性清潔劑來清洗或送至眼鏡行處理。因塑膠不耐火熱，尤其是塑膠鏡框及鏡片者，千萬不可以熱水洗眼鏡。接觸鼻樑的部份，則可用牙刷沾水或牙膏來洗。

- 眼鏡經常滑落或因運動、碰撞、睡覺擠壓而變形時，不要自己隨便亂折亂調整，最好回到眼鏡行給驗配專業人員修理。

- 眼鏡放置於眼鏡盒內時，鏡面要朝上，若長期不用

時，則需定期清潔保養及注意通風。

護眼 Q&A

Q：什麼是「多層膜」鏡片？

A：目前光學科學的技術利用光波干擾原理，以電腦真空
鍍膜機在鏡片上鍍上多層薄膜，多層膜鏡片一般是在
鏡片凹面和凸面上各鍍上五層以上薄膜，藉由塗上的
物質，以減少反光，並增加透視率達約 98 ％，可增
加對眼睛無害的「可見光」通過鏡片，因此在鏡片上
幾乎僅剩非常微小的反光，也不會有幻影，因此不會
干擾視線。
多層膜鏡片可以消除燈光在視覺中的多重影像，且在
不良的燈光下也能提昇視覺的敏銳性。另外可減少深
度近視的度數圈，增加清晰度及鏡片邊像視覺，減低
了反光和類似鬼影的干擾，亦可增加美觀。

Q：什麼是「變色」鏡片？

A：利用陽光中的紫外線改變鏡片顏色的深淺，故又稱為
「光感變色鏡片」，在紫外線高時（如室外強光下），
鏡片顏色就會變深，紫外線低時（如室內或車內），鏡
片的顏色就回復到淺色或極淺色，但基本上鏡片的顏

色深度足以阻隔強烈陽光，並防止紫外線，配戴時能感受到極佳的舒適感，但是無法完全取代太陽眼鏡，因此在強烈陽光下、海灘或長時間開車等情況下，還是應選擇一副較深色的太陽眼鏡。

Q：「漸進多焦點鏡片」好嗎？
A：隨著年齡的增長，眼球的晶狀體漸漸老化，失去原有的彈性及調節力，不管原先有沒有近視或遠視，到了 40 歲以後，幾乎每個人都會有老花現象，這時候就需要一副老花眼鏡，才能閱讀書報、穿針線，或看清楚眼前的事物。以前的老花眼鏡不是單一焦點的（所謂的單光眼鏡），不然就是一線雙光的眼鏡，現在最新的產品則是「漸進多焦點鏡片」。單光的老花眼鏡雖然解決了看近的問題，但是看遠的時候又得將眼鏡取下，拿上拿下的非常麻煩。而雙光的老花眼鏡，雖解決了拿上拿下的問題，但鏡片上明顯的區隔帶，在忽然看遠看近時會產生跳躍的現象，視覺上效果不佳，且中等距離（如上下樓梯時）會看不清楚，非常危險。漸進多焦點鏡片沒有老式雙光鏡片的分界線，從看遠、看中距離到看近，都能非常順暢地移轉，眼鏡也不必再拿上拿下，使用上很方便，但需要一段時間訓練及適應，價格也較昂貴。

眼鏡以外的選擇
談角膜塑型術

　　學童身處資訊爆炸的時代，雙眼除了需大量閱讀外，還有電視、電腦及電動玩具等聲光影像的誘惑，難怪台灣地區近視發生的年齡正逐年下降，而高度近視的比率也逐漸攀升。目前臨床上除了點散瞳劑控制近視度數增加之外，研究也發現以角膜塑型術也能有效控制近視，並能減少學童因點散瞳劑所造成的諸多困擾不便及副作用。

　　隱形眼鏡概念最早可追溯於西元 1508 年由達文西發現，直到第二次世界大戰因有壓克力塑膠的發明，1937 年第一副硬式隱形眼鏡問世取代了原本的玻璃材質。1970 年角膜塑型術在美國蓬勃發展，角膜塑型術原

文 Orthokeratology，又簡稱為 ortho-k，即有角膜矯正成正常之意。角膜塑型鏡片便是一種特殊設計的硬式隱形眼鏡，利用 reverse geometry（逆轉幾何）之原理，可精細地設計出角膜塑型鏡片，對富有彈性的眼角膜進行輕軟而無痛的壓迫，塑造使眼角膜的中央光學區部分趨於平坦，來改變角膜弧度進而降低近視及散光的度數的目的，但最初期僅能矯正降低約 100 至 300 度左右。

　　隨著科技的進步及材質的突破，到了 1990 年代由於硬式高透氧性 RGP（rigid gas permeable material）隱形眼鏡材質的發明，以及高科技準確的角膜地圖儀的推出及更精密的電腦控制切削機器磨片技術的使用，使得角膜塑型術有新的突破。第三代雙重逆轉幾何鏡片得以同時擁有基弧（Basal curve）、反轉弧（Reverse curve）、平行弧（Alignment curve）及邊弧（Peripheral curve）等四個弧度於一身，利用角膜的可塑性，以塑型鏡片的弧度中央正壓角膜，旁邊負壓，使角膜表皮外移，角膜弧度中央變平，進而可以更快速地降低更多度數，而達到非

手術性矯正視力的目的。

　　台灣地區自 2007 年底，衛生署核准第一張角膜塑型鏡片執照開始，更使得控制近視度數的方法除了散瞳劑之外，有了另一種新的選擇。為何角膜塑型術可減緩近視度數的加深，其機轉目前仍未有定論，一般認為是經由角膜塑型術可以將焦點向後移，使眼球放鬆、張力降低，以達到良性的回饋機轉，同時也阻斷眼軸的增長，因台灣地區學校性近視大部分屬於軸性近視，若能有效地抑制眼軸增長，便可避免真性近視度數的加深，這可能是角膜塑型抑制度數增加的原因，目前針對夜戴型角膜塑型術抑制近視的研究仍不斷進行，也有很多爭議，大多數的研究仍以近視人口最多的亞洲地區最為熱衷，其中又以香港、新加坡、日本及台灣為最。

一般適合對象

　　年齡 7 歲以上 25 歲以下不喜歡或不適合戴眼鏡的近

視及散光患者（近視 900 度以下，散光 250 度以下）。

· 近視度數持續增加的青少年學生，希望度數能穩定下來者。

· 雙眼不等視的近視患者。

· 無法長時間戴隱形眼鏡，而職業上又有需要者，如，空姐、模特兒、演藝人員、軍警、運動員、潛水游泳者……等。

· 擔心近視雷射手術失敗風險者或生活上需要暫時使度數消除者。

角膜塑型術前後的注意事項

角膜塑型鏡片並非單純的隱形眼鏡，牽涉了複雜的角膜弧度與角膜的生理，所以不宜在一般眼鏡行配戴，應經專業的眼科醫師檢查後驗配及追蹤，以免配戴不當造成眼睛的傷害。

醫師與配戴者及其家屬必須充分溝通使其了解，角

膜塑型並不像近視雷射手術，它只能抑制視力惡化，而不能讓近視度數永遠消失，一段時間停戴後原本的度數就會恢復。

並非所有的近視者都適合接受角膜塑型術，包括近視度數超過 900 度、散光度數超過 250 度、角膜弧度過於扁平者、斜視或隱斜視者，睡姿不良，尤其是從小俯睡習慣者、嚴重乾眼症、過敏性結膜眼患者，不要勉強接受矯正。

角膜塑型屬「夜戴型」的特殊隱形眼鏡，大多數配戴者為學童，因此安全上的考量特別重要，如同一般隱形眼鏡，臨床上亦有發生角膜潰瘍的病例，所以配戴者一定要有良好的衛生習慣及清潔保養的概念，才能避免嚴重後遺症的產生。

角膜塑型術包含了許多變數，並非所有的配戴者都能適應及成功，統計上約有七成左右的配戴者有滿意的結果，因此不要誇大療效或抱持太過樂觀的預期心態。

初戴角膜塑型鏡片時會有輕微不適感，但經 2 到

5 天後即可適應，若有眼睛疼痛、眼睛紅腫、分泌物增多、視力模糊等狀況時，要立即停戴，應立即尋求眼科醫師檢查。因為不良反應與普通配戴隱形眼鏡類似。大部分療程約 2 至 3 週，最快者約 3 到 7 天會有成效。

鏡片左右不能戴錯，一般每日平均戴 6 至 8 小時，即可達到控制近視效果。

當度數穩定後 3 至 6 個月，可依情況減少配戴時間及次數，如戴一晚休息一晚，最好與眼科醫師討論後決定。

使用及保養角膜塑型鏡片的方法

一般配戴角膜塑型鏡片與使用硬式隱形眼鏡類似，其簡單步驟如下：

1. 戴角膜塑型鏡片前，先以肥皂洗淨雙手並擦拭乾淨，注意不可使用含有乳霜的香皂。
2. 配戴鏡片前，每眼各點一滴不含防腐劑的人工淚液。

3. 將經過保存液浸泡達四小時以上的鏡片自保存盒中取出，以生理食鹽水或清水沖洗，再將鏡片置於食指尖上，以兩手中指撐開上、下眼瞼，食指將鏡片輕輕置放於黑眼球上，也就是眼角膜中央，之後再移開食指，再輕輕放開撐開眼瞼的兩隻中指，並向鼻下方看。

4. 早晨醒來後，每眼各點一滴人工淚液，因為濕潤後較易取下鏡片，以吸棒吸住鏡片取下（注意：吸棒最好吸住靠鏡片邊緣，並向外側輕拉，切記不可在以垂直方向硬拉扯）。

5. 鏡片取下後，以清潔液清洗，特別是因鏡片內面有 4 到 5 個弧的設計，因此清洗時，必須以手指指腹作同心圓方式搓洗，必要時可以利用棉棒將溝槽內異物清除乾淨，清洗後再以清水沖乾淨，放入保存盒倒入保存液保存。每週以蛋白酵素液（浸泡 4 小時）清洗鏡片一次。

　　角膜塑型術是一種物理性治療，並非真正的侵入性

治療，與近視雷射手術最大的不同是，近視雷射是真正的手術，且治療的對象及目的也不同。角膜塑型的目的是視力保健，在於將近視度數盡量控制在低度數，以避免高度近視（600度以上）所帶來的併發症，包括視網膜裂孔、視網膜剝離，黃斑部病變及白內障與青光眼的傷害；而近視雷射手術對象則是度數已經穩定的成年人（至少21歲以上，目的是消除屈光不正的問題，以換取不用戴眼鏡的一種方式，所以，絕非度數還在增加之學童，而且另一個重要的觀念是，即使接受了近視雷射手術，其視網膜仍舊是原本之視網膜，早先的視網膜問題，並不會隨著度數減少而消失或改善，所以如何避免度數加深或變成高度近視，這才是視力保健最重要的一環。

護眼 Q&A

Q：什麼人適合做角膜塑型術呢？

A：年齡 7 歲（國小一或二年級）以上，眼睛經眼科醫師檢查後無其他疾患，近視 900 度以下，散光 250 度以下均可使用，但這唯有經專業的眼科醫師以精密電腦驗光儀、角膜弧度儀、彩色角膜地圖儀進一步評估後才能確定。

Q：角膜塑型鏡片的一般的使用年限為何？

A：只要使用保養適當，一般使用 5 至 10 年應該沒有問題。

Q：角膜塑型片很脆弱，是否很容易破裂？有哪些注意事項？

A：角膜塑型鏡片介於硬式及軟式隱形眼鏡鏡片之間，硬度稍偏硬但具有彈性，但不可擠壓否則鏡片可能破損或變形，拿取或存放時只要用手指指腹即可，破片只是少數案例而已。

小朋友保眼食譜

　　嬰幼兒自出生後不斷地受到外來的刺激，在探索世界、學習各種新事物的過程中，視覺及聽覺是最主要的接受刺激的部位。過去許多研究證實，人類視覺發展與腦部神經組織息息相關。特別是 0 至 4 歲是嬰幼兒眼睛發育的高峰期，此時期眼睛接收到的任何外來刺激，都會直接影響腦部神經組織的發展及運作，對嬰幼兒的學習發展影響十分顯著。

　　然而，視覺系統的發展是自出生之後逐漸進行的，以往認為，外在環境的刺激是最重要的，但近年來醫學研究發現，飲食中的營養成分也是不可忽視的一環。因此，在嬰幼兒眼睛發育的關鍵時期，唯有均衡的飲食、

合理的營養及適度的保護措施，才能減少對眼睛的不良刺激，並擁有日後健康明亮的雙眼。

對於嬰幼兒視覺健康而言，母乳中所含的維生素A、葉黃素以及DHA，在寶寶眼睛健康發育上，就扮演了相當重要的角色。因此，對嬰幼兒而言，母乳是最佳的營養來源，也是寶寶成長發育重要的關鍵，有關孩子亮眼的未來！

其中，葉黃素是天然類胡蘿蔔素的家族成員，普遍存在於一般蔬菜花果，但含量很低微，且十分不穩定，易受光和氧破壞，但母乳中含有豐富的葉黃素，每公升的母乳中含有約25微克。葉黃素無法透過人體自行合成，必須由食物中攝取。當寶寶在母親子宮內時，是透過胎盤獲得身體所需的葉黃素；出生之後，則是經由母乳獲得葉黃素及其他必需的營養成分，在不能餵食母乳或者母乳不夠的情況下，應該選擇富含葉黃素的配方奶粉，或者從日常飲食中攝取葉黃素。在日常膳食中，深綠色、黃色、橘色的蔬菜都含有葉黃素，特別是深綠色

蔬菜的葉黃素含量最豐富，包括甘藍菜、菠菜等。

　　接下來的學齡兒童及青少年，近視眼的問題是一般家長所面對最頭痛的問題，談到學齡兒童的近視問題，多數父母會把成因歸咎於在光線太暗或太強的地方閱讀，或長時間看電視、玩電腦及電視遊樂器、看書及寫字姿勢不良等，然而，不適當的飲食（偏食或挑食）習慣所導致的營養缺乏，造成養份不能充分供給身體和眼睛生長之需要，也是導致近視發生與惡化的重要原因。**根據調查，近視的兒童多有偏食或挑食的習慣**，不食乳酪、魚、牛奶、蛋與肉等食品，且缺乏鈣、鋅和鉻等礦物質微量元素，而近視率的升高與飲食中攝入過高的糖分也有密切的關連性。

預防近視該注意的飲食問題

1. 避免過於精緻的飲食，攝取充足的鉻元素

　　根據美國的一項研究針對青少年近視病例進行分析比較後指出，體內缺乏微量元素鉻與近視的形成有一定

的關係。

　　鉻元素在人體內是葡萄糖及脂質代謝所必需之微量元素，與球蛋白結合為球蛋白的正常代謝所必需。在糖和脂肪的代謝中，藉由增加胞內訊息傳遞作用，改善胰島素敏感性，協助胰島素發揮重要的生理作用。因此，鉻在維持血糖的穩定上，扮演重要的角色。近年來的研究發現，人體若缺乏鉻元素時，會影響胰島素的功能，使血糖上升，所以鉻是維持人體健康所必需的微量元素之一。

　　有些家長不注意食物搭配，長期給孩子吃過於精緻的食物，因而造成身體嚴重缺鉻元素，胰島素的活性減退，調節血糖的能力下降，致使食物中的糖分不能正常代謝而滯留於血液之中，引起血液滲透壓的改變，可能導致眼睛晶狀體滲透壓的變化，房水容易進入晶狀體內，促使晶狀體水腫變凸，屈光度增加，產生近視。一般情況下，兒童每天約需鉻 50-200 微克。含鉻飲食推薦：鉻主要存在於穀物、肉類、動物肝、乳酪及蛋黃及蔬果等食物中。

2. 避免過高的糖分，少吃甜食，攝取充足的鈣質

　　青少年的飲食習慣為多吃甜食，而食入過量的糖可能使體內的血液偏酸，而人體正常之生理反應是會保持酸鹼的平衡，不得不釋出大量鈣離子去中和酸根，因而引起血中鈣的缺乏，嚴重者會降低眼球壁的彈性，久了即可能使眼軸拉長而造成近視。此外，過多的糖在代謝過程中要消耗大量的維生素 B_1，如果攝入的糖分過多，維生素 B_1 會被過多地消耗，從而影響視神經所需維生素 B_1 的正常供給。同時，糖代謝產生的酸性物質又與體內的鈣及鉻等鹼性元素產生中和反應，致使鈣、鉻元素進一步流失，同時，血糖各項高，也可使晶體變凸而形成近視，因此，鈣的缺乏是造成視力發育不良乃至形成近視的重要原因之一。一般情況下，正常人每人每天約需 800 到 1,000 毫克的鈣，所以在日常膳食中不可缺少鈣的補充。

　　含鈣飲食推薦：牛奶、豆類、肉類、魚蝦、動物骨等，還要注意搭配動物的肝臟、蛋黃、綠色蔬菜等富含維生素 D 的食物，以增加鈣的吸收與利用。

3. 適當咀嚼硬質食品

吃硬質食品過少，咀嚼不充分也可能是引起青少年近視增加的原因之一。因為食物的咀嚼可促使增加顏面肌肉的力量 防止因咀嚼動作不夠引起的眼肌發育不全。

有日本研究者為此做了調查發現，常吃不須大力咀嚼之柔軟食物的學生中，視力差的人特別多；而常吃硬食者，視力差的人反而比較少。故咀嚼被譽為眼睛的保健操。因此，根據青少年的牙齒發育情況，多吃如胡蘿蔔、土豆、黃豆、水果等耐咀嚼的硬食品，增加咀嚼的機會，可預防近視的發生。

總之，**要預防和減緩近視的關鍵就是要避免身體的糖化，補充眼睛的營養**，防止自由基的損傷。因此要嚴格控制精製的碳水化合物，多吃富含優質蛋白質、鈣、磷、維生素的食物，如魚類、海鮮、肉類、動物內臟（豬肝、豬腰、羊肝、雞肝）、蛋類、堅果、種子、新鮮深色蔬菜（胡蘿蔔、南瓜、菠菜、芥藍）、低糖水果和菇類食物，食譜上可配使用一些枸杞子、紅棗、桂圓等食材。

護眼 Q&A

Q：近視眼應該多吃豬肝嗎？

A：「近視眼應該多吃豬肝」的建議廣為流傳，因豬肝中
富含維生素 A，而維生素 A 是眼睛特別需要的營養
素。但實際上，維生素 A 對視力的影響與近視無關。
它主要影響眼睛在暗光下的視力，缺乏維生素 A 會導
致暗適應能力下降，嚴重者在暗光下無法看清物體，
成為夜盲症，還可引起乾眼症及結膜或角膜的病變，
甚至嚴重者可造成角膜潰瘍、穿孔，甚至失明，但不
會引起近視。由近視發生的機轉可知，除了假性近
視外，近視者的眼球前後徑增加，晶狀體及角膜的屈
度變大，導致影像不能正常聚焦在視網膜上所致。因
此，不論吃什麼食物或補充什麼營養都不可能改變這
個事實。所以，對於已經近視的人而言，還是應該接
受矯治，並注意均衡的膳食與營養。吃再多的豬肝也
無濟於事了。

Q：眼睛特別需要的營養素及常見的食物有哪些？

A：維生素 A：胚芽、奶油、蛋黃、胡蘿蔔、南瓜及各種
綠葉蔬菜。維生素 B_1：糙米、各種豆類。維生素 B_2
及 B_6：黃豆、牛奶、菠菜、蕃薯。 維生素 C：新鮮
蔬果。

第二章

學生、上班族篇
（19-45歲）

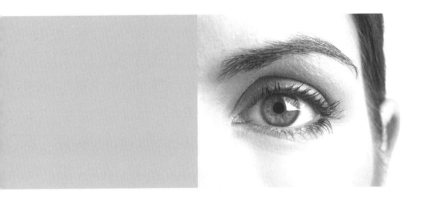

長期使用電腦的後遺症
電腦視覺症候群

　　「電腦」是許多人日常生活中不可或缺的工具，此科技帶來了無限的便利，但往往也伴隨著一些相關的疾病，諸如頭痛、眼睛疲勞痠痛、肩頸僵硬及疼痛、失眠、噁心、厭食、胸悶、呼吸不順、心悸、心律不整，以及情緒低落、思維遲鈍、容易被激怒、常感疲憊等症狀。其中，「電腦視覺症候群」就是與使用電腦相關的眼部疾病與視覺不適。您是否每日連續使用電腦超過 2 個小時呢？當心您已成為電腦視覺症候群的一員了！

　　電腦視覺症候群（Computer Vision Syndrome），簡稱 CVS。根據 AOA 美國驗光協會（American Optometric Association）對電腦視覺症候群的定義，是

指使用電腦的近距離工作引起的症狀，眼睛疲勞酸澀是常見的症狀之一。此外，眼睛疲勞、對光敏感、視力衰退、頭昏目眩、頭脹頭痛、視覺上出現雙重影像、眼睛充血腫痛、眼皮緊繃沈重、過敏甚至發炎，偶而感覺螢幕影像模糊及對顏色對比感覺產生變化，以上都是電腦視覺症候群的症狀。電腦視覺症候群追究其原因，乃是源自於眼睛長期緊盯電腦，沒有適當的休息，由於過度專注盯著螢幕，造成眨眼次數減少，眼睛表面水分迅速蒸發，再加上工作場所為密閉空間，空調溫度及溼度皆較低，空氣中的懸浮粒子也不易排除，久而久之就可能引發類似慢性結膜炎及乾眼症的症狀。長時間專注近距離的電腦螢幕，眼睛需持續進行調適作用，若沒有適度的休息，因睫狀肌長時間處於收縮的狀態形成痙攣的現象，會引起眼睛疲勞、視力不穩定、假性近視、頭痛等現象。**根據國外的一項統計顯示，每天平均使用電腦 2 個小時以上，就是電腦視覺症候群的高危險群**，約有一半的人會出現上述的症狀，而如果每天注視電腦螢幕 6

小時以上，罹患電腦視覺症候群比例將高達 7 成。台灣地區目前約有數百萬上網的人口，加上每日必須使用電腦的上班族或學生，電腦儼然已成為現代人每日不可或缺的工具。在此，除了充分了解長期使用電腦可能帶來對眼睛所造成的影響，正確使用電腦及維持眼睛健康，並要知道如何正確的治療與預防，才能在工作崗位及學習上更有效率進而事半而功倍。

如何治療電腦視覺症候群

1. 藥物治療

眼科醫師會根據病患的症狀使用藥物治療。若症狀是以乾眼症為主，就會使用不同成分的人工淚液、凝膠或藥膏治療，針對嚴重的病例，可考慮使用可吸收或永久性的淚小管栓塞；若症狀是以結膜炎為主，則可以點用抗生素或消炎的藥物，甚至使用眼球肌肉的鬆弛劑。

2. 配鏡治療

屈光狀態會隨著年紀、工作環境及工作需要而有不同的要求。**電腦螢幕與眼睛的距離大約是一隻手臂的長度，即 60 公分左右**。對一個正視的人而言，大概需要有 150 度的調視力。所以長期用電腦工作的近視族，或每天在電腦前工作超過 3、4 小時的人，不妨配戴一副適合的電腦專用眼鏡，以降低因過度使用眼睛調節力而引起之不適。度數超過 200 度的人，建議配戴比原來度數略低 150 度的眼鏡。

如果是沒有近視的人，與電腦保持的距離最好比正常再遠一點，老花眼使用者則必須配戴多焦距眼鏡，並加大看中距離的範圍，才能看得更清楚。如此可以避免因長期看近，導致近視度數增加及眼睛的調節肌緊張。

預防電腦視覺症候群的 10 大守則

1. 定期且詳細檢查眼睛

依據美國職業安全及健康研究機構（NIOSH）的建議，須長期使用電腦的人應在開始從事相關工作前做詳細的眼部檢查，且每年一次接受定期檢查，以確實掌握眼睛與視力的狀況，提前預防電腦視覺症候群的發生或對因使用電腦造成的視覺問題做適當的矯正與治療。

2. 合適的環境，正確的使用照明

使用電腦時，應調整室內燈光至眼睛舒適為原則，並消除外界過度的光線刺激，電腦周邊環境的亮度不宜超過螢幕亮度的 3 倍，燈光亮度應低於 $500cd/m^2$（建議應介於 200 至 $400cd/m^2$），若能選擇頭上直射式的光源更好，使用電腦時最好將螢幕的「對比度」調高，「亮度」降低，比較不易傷害眼睛。

3. 減少眩光

電腦的螢幕位置應該避免正對著窗戶或讓光源直接照射在螢幕上，以防止光線會直接反射到眼睛，使影像對比降低、色差變小，不易看清螢幕，導致眼睛疲勞、痠痛。室內光滑的牆面也可能直接產生眩光而反射到螢幕上，要減少這些眩光的方法可使用可調整式的燈座、調整螢幕的角度或擺設的位置、以隔離物阻擋光線、使用螢幕濾光器或抗眩光多層表面塗料阻擋眩光。

4. 調整電腦螢幕的亮度及對比

電腦螢幕的亮度至少應在 $35cd/m^2$（燭光／平方米），但亮度並非越亮越好。當背景光過於強烈時，螢幕上的光線相對地會減弱，特別是對比度會降低。色差變小，不易看清螢幕，若此時因看不清楚再將螢幕亮度調更高，反而更容易傷害眼睛，造成視覺上的負擔。此外，螢幕的文字與背景的顏色對比應該明顯些，最

好是互補的色系（如黑底白字或白底黑字、藍底白字
等）。

5. 在螢幕上裝護目鏡

雖然目前市售的電腦輻射已經大幅降低，但是如果是
每天必須在電腦前工作數小時的上班族，選配一個優
良護目鏡於電腦螢幕前緣以隔離螢幕的輻射，或面對
未做防輻射處理的電腦時，盡可能遠離電腦螢幕達合
理之距離（約七十二公分），對眼睛的保護會比較好。
所以，在選擇電腦螢幕上，最好用平面式、解析度高
的螢幕，並加上護目鏡；戴眼鏡的人最好配戴具有
「抗反射鍍膜」的鏡片，可以防止光線反射。

6. 多眨眼睛

多眨眼睛對長時間使用電腦的人非常重要，一般電腦
工作者在專注於螢幕時，眨眼次數會由每分鐘 22 次降
至 7 次，不知不覺使得眼球表面淚液迅速蒸發，導致

眼睛容易乾燥、發紅。當滋潤及殺菌的淚液變少，長期下來，就可能導致乾眼症及結膜炎，嚴重者還可能影響視力。所以當我們專注看東西時，記得提醒自己多眨眨眼。並建議在電腦旁放一杯熱水，增加周邊濕度，減輕眼睛不適的情形。

7. 適當的眼睛放鬆及訓練

眼睛長時間盯著電腦而不休息，可能對眼睛造成某種程度的傷害，所以每 30 分鐘至少休息 5 分鐘，讓眼睛遠離電腦螢幕，轉轉眼球看看遠方，望遠凝視 5-10 秒，再看近物 5-10 秒，來回操作 10 次，將有助於避免因長時間近距離注視而造成的調節肌緊張。同時，使用電腦時，若光源太強和近距離看東西時，眼睛需要用力，會導致瞳孔不斷收縮，持續的用力，形成不休息狀態，瞳孔會縮小。因此在使用電腦時建議您做做眼部按摩，讓眼睛休息休息。

8. 適當的休息

除了眼睛不適外，使用電腦鍵盤時，手肘必須使力托起手腕，上身也要向前彎曲，若長期姿勢不當可能會引起肌肉疲勞，頸肩部僵硬或痠痛，甚至會延伸至手臂與手腕，臨床上稱為「頸肩腕症候群」。因此，提醒長時間使用電腦的民眾，每使用一小時就要休息10-15 分鐘，轉轉眼球，看看遠方事物，放鬆一下緊繃的眼球肌肉，或是做做眼部按摩、起身動一動，絕對有很大的助益。

9. 保持正確的坐姿

電腦視覺症候群是一種累積性傷害，長時間且重複地做同樣的動作，加上用力不當、沒有適當休息、姿勢不良所引起，故需調整電腦桌，使鍵盤、螢幕、文件的位置與使用者的身高、座位達到最佳化。保持身體與腳呈垂直的坐姿，電腦螢幕位置最好與眼睛同高或稍下方為佳（水平以下約 10 至 15 公分），也就是讓眼

睛俯視電腦。而螢幕與眼睛的距離，14 吋螢幕至少要保持 60 公分左右，如果是 15 吋螢幕則最好有 70 公分的距離。

10. 均衡飲食，充足的營養

除了要有充足的休息及睡眠、不熬夜，還要注意均衡的膳食，少吃辛辣及刺激性的食物，多攝取富含維生素 A、C、E、B 群及類胡蘿蔔素的水果及食物，以提供我們眼睛所需要的養分。

護眼 Q&A

Q：長期看書報雜誌會產生電腦視覺症候群嗎？

A：其實長期看書報和電腦之不同，在於電腦螢幕是由無數個小光點所組成，非連續性的畫面需要定期的更新，眼睛長時間在閃爍頻繁的螢幕前，會造成使用者聚焦不易，眼睛易疲勞。

隱形眼鏡及正確的使用方式

　　說到隱形眼鏡的歷史，最早可追溯到 1508 年達文西（Leonardo da Vinci）提出到把鏡片直接戴在眼睛上的想法，而 1636 年笛卡爾（René Descartes）亦有相近的理論。但第一副真正的隱形眼鏡是在 1887 年由米勒先生製造出來的。米勒先生是一位玻璃製造商及義眼製造商，當時他製造了一片薄薄的棕色玻璃片，用以保護一位患者凸出的眼睛。1888 年，德國科學家 Adolf Eugen Fick 以角膜隱形眼鏡作實驗，而法國的 Kalt 也在同一時間進行類似的實驗，為現代的隱形眼鏡研究史締造了不可抹滅的根基。直到 1930 年，隱形眼鏡才真正作為視力矯正的工具。1970 年代推出透氣性硬性隱形眼鏡（RGP），

因直徑小又是高透氧材料，是隱形眼鏡喜好者理想的選擇。1988年拋棄式隱形鏡片上市；1994年日拋式鏡片上市；1999年長戴型鏡片矽膠材質的發明，為隱形眼鏡的發展史開創了嶄新的一頁。如今，全世界已有超過一億二千多萬的人口享受著眾多前人發明所帶來的便利。

隱形眼鏡可分為許多種類，依材料簡單可分為硬式及軟式兩大類，依據配戴時間，則可分為長戴型與日戴型，依據鏡片的壽命，則可分為拋棄型與長期使用型。硬式隱形眼鏡包括傳統型，高透氧型及角膜塑型鏡片。軟式隱形眼鏡則包括長戴型及拋棄式隱形眼鏡鏡片。排除已經較少使用的傳統型（低透氧）隱形眼鏡以及用來作為矯正學童近視的角膜塑型鏡片外，目前市佔率以拋棄式隱形眼鏡為最高，其次為長戴型隱形眼鏡，而高透氧硬式隱形眼鏡最不普及。主因是軟式隱形眼鏡舒適性及方便性較高。但是不為眾人所知的是，以安全性及透氧性為考量時，高透氧硬式隱形眼鏡才是眼睛的最佳選擇。

目前幾款較常使用的隱形眼鏡介紹

軟式長戴型隱形眼鏡

　　使用一種有彈性及吸水的水膠軟材質製成的，因此可以非常密合地貼緊角膜，可吸收淚水，含水量從 30％到 70％不等，目的是讓眼睛呼吸到更多的氧氣，由於配戴較為舒適，時至今日已成為最普及的鏡片種類。優點是：配戴較舒適，不會有那麼重的異物感，配戴適應期也比較短。缺點是矯正散光效果也不如硬式隱形眼鏡佳，容易變形且易破損，使用期限較短（一般為一至兩年），鏡片也較容易吸附污垢及蛋白沉積物，故軟式比硬式更須注重清潔保養工作，清理保養程序比較繁瑣，感染率也較高。

拋棄式隱形眼鏡

　　雖然可用完即丟棄，相當便利，也不須擔心蛋白沉積的問題，但使用雙週拋或月拋型的人仍須注意清潔及

保養的問題，否則一旦疏於清潔，隱形眼鏡正好形成細菌滋養的溫床，罹患角膜潰瘍疾病變的機率並不會比長戴型的使用者來得少。此外，由於無法客製化的關係，相對的精準度就較差，如果散光度數超過 100 度者，並不適合配戴日拋型的隱形眼鏡。

硬式長戴型隱形眼鏡

　　硬性隱形眼鏡一般採用 PMMA 聚合物製成，材質是硬的，因此它無法順著角膜而改變形狀，優點是：耐用不易變型破損，使用期限較長，清洗保養較容易，少蛋白質沉積的問題，感染率低，及有較佳散光矯正效果的優點。缺點是：由於鏡片相對在眼睛裡的活動範圍比較大，在剛開始配戴時，異物感會較重且較不舒服，配戴適應期也較長，滑動度大容易移位及夜間眩目等缺點。

高透氧型隱形眼鏡

　　為壓克力加入矽膠之材質，相較於傳統硬式隱形眼

鏡的低透氧度，具有較佳的透氧度，可以大大地改善角膜缺氧的問題，也可降低角膜水腫的狀況，且由於高透氧硬式隱形眼鏡鏡片的氧，不像傳統硬式隱形眼鏡是藉由淚水交換，而是直接通過鏡片到達角膜，因此改善了滑動的問題，異物感較重的問題也就大大地降低。透氧率不輸給軟式隱形眼鏡，矯正的效果也較佳，尤其有兩三百度散光的人，可以輕易的利用高透氧硬式鏡片獲得矯正。因不易吸附微生物及化學藥劑等特質，所以清潔保養也較簡單方便。

隱形眼鏡最理想的配戴方式及注意事項

注意事項

1. 初戴者，可從每天配戴 4 至 6 小時開始，每日增加 2 小時。

2. 若有明顯不適之情形應盡早找回診檢查，一切正常則可於一星期後回診。

3. 戴上鏡片後再化妝，摘下鏡片後再卸妝。

4. 必須清楚明白清潔液、生理食鹽水、保存液、酵素液或酵素片的功用，藥水的保存期限以及說明書之內容，藥水拆封後，最好在 4 個月內用完或丟棄換新，以免藥水變質。

5. 因為隱形眼鏡藥水多為化學製劑，鏡片清洗後直接戴在眼睛上容易造成刺激，最好先用生理食鹽水沖乾淨再戴。

6. 藥水及保存盒之瓶蓋要朝上或側放，不得朝下擺放，以避免污染。

7. 固定先摘戴一眼，再摘戴另一眼（如先右後左），以免鏡片左右錯置。

8. 摘取鏡片的食指及拇指指甲須經常修剪，以免摘鏡片時傷到眼球或隱形眼鏡。

9. 戴鏡片時要先分辨鏡片的正反面（正面如碗狀；反面如碟狀）。

10. 所有與隱形眼鏡相關的物品，如鏡片、水盒或藥水

等，不應放置在潮濕處，如浴室內。

11. 眼睛只要有紅腫、畏光、流淚等不適的現象，應立即取下隱形眼鏡，並戴著隱形眼鏡找眼科醫師詳細檢查，不可延遲至視力模糊時才就醫，此時視力可能相當程度受影響。

鏡片配戴的步驟

1. 用中性肥皂清洗雙手，再擦乾雙手。

2. 將鏡片自保存盒取出，置於右手食指指腹尖端，正面朝上。

3. 以右手中指掰開下眼瞼，左手中指掰開上眼瞼。

4. 兩眼直視前方，再將鏡片輕觸眼睛並置放於角膜上。

5. 確認鏡片已戴上，輕轉眼睛，再慢慢鬆開雙手。

6. 若鏡片掉落地面或桌面時，以姆指及食指抓取其邊緣取起。但須重新洗乾淨、浸泡、消毒後才能再配戴。

鏡片卸取的步驟

1. 雙眼正視前方。

2. 以右手中指掰開下眼瞼，左手中指掰開上眼瞼。

3. 以右手拇指及食指指腹尖端，輕接觸置於鏡片下緣。

4. 兩指輕輕一捏取下鏡片。

5. 若鏡片掉落地面或桌面時，用拇指及食指抓取其邊緣即可取起。

鏡片的清潔及保養的方法

1. 將鏡片置放在左手掌心中，清潔液搖勻後，倒幾滴於鏡片上。

2. 以右手食指指腹，將鏡片呈放射狀向外搓揉 20 秒至 30 秒左右，記得一定要用手搓洗 30 秒以上，才可達到清潔效果。（以手搓洗鏡片，比機器清洗更能有效去除鏡片上的雜質及沈澱物）

3. 以生理食鹽水將鏡片沖洗乾淨。（注意：用於去除鏡片上的雜質及沈澱物）

4. 將洗淨的鏡片分別置入裝有約七分滿保存液的保存盒內，至少浸泡 6 小時才可使用。（注意：生理食鹽水沒有滅菌及殺菌的功能，若用來保存鏡片，易滋生細菌，造成眼睛的感染）

5. 隱形眼鏡不可以長期浸泡於保養液中，因長時間藥水會失去消毒能力，反而變成細菌滋生的溫床，最好 2 天更換一次新的保養液。配戴之前務必重新消毒清洗一次。

6. 加熱消毒法雖不會造成化學藥劑的殘留，但易減短鏡片壽命；多功能保養液使用上較簡單方便，雙氧系統的殺菌力最強，但後兩者的清潔功能較差。傳統清潔、沖洗及浸泡的程序雖然較麻煩，卻是目前公認最安全的方式。

保存盒保養的方法

1. 每次使用後，以清水沖洗乾淨，再用力甩乾後放置陰乾處。

2. 一星期應消毒一次。用沾有「中性洗劑」的牙刷刷洗水盒凹槽處，再用熱水燙過、置放於陰乾處晾乾即可。建議每三個月至半年左右更換新的保存盒。

去蛋白酵素片的使用方法

1. 保存盒中注入生理食鹽水，雙邊各放進一片酵素片，待其完全溶解。

2. 去蛋白之前先以清潔液清洗鏡片，再用生理食鹽水沖乾淨。

3. 浸泡於酵素溶液中約 30 分鐘（去蛋白酵素片並非浸泡愈久效果愈好，浸泡時間依產品說明書的建議，通常約半小時至隔夜即可，注意不可超過 12 小時，但硬式透氧隱形眼鏡則可浸泡較久甚至隔夜）。

4. 取出鏡片，以清潔液清洗，再用生理食鹽水沖洗數次。

5. 浸泡在新鮮的保存液中 6 小時以上，才可以取戴。

不同隱形眼鏡保養液的清潔保養方式

1. 雙氧水保養液：洗手→加清潔液用手搓洗→生理食鹽
   水沖淨→雙氧系統浸泡、保存

2. 多功能保養液：洗手→加清潔液用手搓洗→多功能藥
   水沖淨→多功能藥水浸泡、保存

護眼 Q&A

Q：軟式與硬式隱形眼鏡保養液有何不同？
A：一般硬式鏡片可以隔絕藥劑附著，所以硬式隱形眼鏡
　　藥水濃度高，具防腐劑；但軟式鏡片會加倍吸收藥
　　劑，產生對眼睛的毒性，因此兩者清潔保養藥水不能
　　互用。

Q：哪些時候最好不要配戴隱形眼鏡？
A：1. 搭飛機時：由於機艙屬密閉空間，加上冷氣空調，
　　　空氣會比較乾燥，容易造成眼睛乾澀，因此不建議
　　　配戴隱形眼鏡。
　　2. 游泳時：即使是戴了蛙鏡，但難免還是會有水不慎

跑進眼睛裡，游泳池裡的細菌、消毒藥水、雜質等就可能沾附在鏡片上，因此游泳時最好不要戴隱形眼鏡，即可避免戴隱形眼鏡時遭受感染的風險。

3. 懷孕期間：由於孕婦眼角膜通常會有水腫的現象，若此時配戴隱形眼鏡，可能會因透氧度不佳，使角膜水腫的情形更加嚴重，出現不舒服的症狀或增加角膜感染的機率，因此懷孕期間應避免配戴隱形眼鏡。

Q：哪些人不適合配戴隱形眼鏡？

A：1. 眼睛感染時：如急性角結膜炎或瞼結膜炎。

2. 眼睛乾燥或嚴重的乾眼症。

3. 角膜發炎潰瘍或表面刮傷時。

4. 有嚴重砂眼、眼瞼外翻、淚囊炎。

5. 有急性虹彩炎、青光眼。

6. 白內障或眼底病變，視力無法矯正者。

角膜變色片到底好不好？

　　您是愛美的近視族，覺得戴眼鏡會影響整體的美觀？還是您是愛好運動的近視族，擔心戴眼鏡造成活動的不便及危險？還是您早已厭煩那種只要喝熱湯，瞬間視線即進入一片霧茫茫世界的近視族呢？隱形眼鏡比起一般框架眼鏡確實有不少的優點，一來既沒有鏡框的阻礙也沒有重量，二來對外觀並無影響，對愛美的人士更為適合，再者沒有框架眼鏡片碎裂的風險，為愛好運動者帶來了極大的方便。因此，對於大多數的眼鏡族而言，配戴隱形眼鏡可稱得上是個不錯的選擇！數年前，日本演藝圈開始流行配戴一種黑色的角膜放大隱形眼鏡，讓外觀看起來眼睛水汪汪的，俗稱娃娃鏡片，坊間

也因此熱賣，成為一種流行時尚的商品。

　　愛美的人為了讓眼睛看起來更大更有神，紛紛戴上不同顏色的角膜變色隱形眼鏡，其中，日本的流行教主濱崎步也戴上了角膜變色隱形眼鏡，年輕女性爭相模仿，因而颳起了一股流行的炫風。

　　所謂的角膜變色放大隱形眼鏡，也就是角膜變色片，俗稱娃娃隱形眼鏡或黑色隱形美容放大片，又簡稱「娃娃鏡片」。然而角膜變色片並不等於彩色的隱形眼鏡，也不是瞳孔放大片。在愛美人士一窩蜂配戴的同時，我們必須對此產品多一分的認識，以少一分或降低日後所造的傷害。

　　在談角膜變色片之前，我們要先了解一下眼睛的外觀及表面結構。眼睛由正面觀察可看到俗稱的黑眼珠和眼白，眼白白色部分是鞏膜的顏色，上面覆蓋一層透明含有血管的組織，也就是結膜；黑眼珠的部分是角膜，但角膜是透明的，如同是手錶上方透明的表面玻璃蓋子，因此，呈現的顏色其實是眼球內部虹彩透過角膜所

呈現的顏色，東方人眼珠多為棕色至深咖啡色，西方人則可能為藍、綠、灰、淺棕色等較淺的顏色，而顏色較淺者阻擋光線的能力就較弱。在虹彩的正中央有一個孔洞就是瞳孔，就像是照相機的光圈，會隨著光線強弱而縮小及放大，調節光線進入眼睛的量。因此娃娃鏡片所放大的是黑眼珠角膜的部份而不僅是瞳孔而已。

其實角膜變色片的概念及想法，最早來自所謂的義眼片。當眼球因外傷或病變時，病患的眼球萎縮凹陷或角膜變白，外觀上會有所缺陷，因此戴上義眼片或在隱形眼鏡上染上黑色或棕色是用來改善外觀。另外，有一些病患因先天或外傷導致無虹彩或虹膜缺損，瞳孔失去了調節光線的作用，導致畏光及炫光，此時可使用周邊染上棕黑色或棕色，而中央瞳孔部位保持透明不染色的特製隱形眼鏡鏡片來改善這些症狀，並可增強視力。但這些治療用的鏡片外觀上和角膜變色片是大同小異的，只是治療用的鏡片是為了不讓外觀不好看，染色範圍會配合另一眼角膜大小，而角膜變色片卻是刻意加大染色

範圍，使黑眼球看起來更大。

有度數的角膜變色片其實在西方已風行多年，因白人的虹膜顏色較淺且有不同顏色，因此廠商設計出可以改變虹膜顏色的角膜變色片，讓愛美人士可隨著打扮變換不同角膜的色彩。但這個方式在東方就比較不可行，因大多數的虹膜顏色是深棕色，若變成綠或藍色不僅怪異，而且淺色的變色片不易將深棕色的虹膜顏色蓋過去，效果也不佳，因此在亞洲大多數且最暢銷的角膜變色片，號稱可以加深眼珠顏色的是深棕色的。

一般市售的隱形眼鏡多為淺藍、淺紫或淺綠色，其主要功用是讓使用者在取戴時於保存盒內容易找到片子，並無角膜變色的效果。當然，這些鏡片是在原料中直接加入染料，比起染在鏡片表面的角膜變色片較不易釋出色素。而角膜變色片染在表面的染料，若是瑕疵劣質品就有可能釋放出，進而對眼角膜造成毒性，因此顏色越鮮豔，色素就含量越重，千萬不要為了一時的效果而使用，小心會後悔一輩子。

使用角膜變色片，該注意的事項與一般隱形眼鏡類似，以中性肥皂清洗雙手後才可戴或卸，卸下時加清潔液以指腹輕搓洗 10 至 20 秒，以生理食鹽水沖淨後再以保養液浸泡（生理食鹽水不能充當保養液使用）；每周記得以酵素去蛋白（勿使用雙氧水清洗）；保存盒每 3 個月至半年更換一次，以免細菌孳生；戴角膜變色片會讓角膜處於異常的低氧狀態，建議每日配戴時間約 3 至 4 小時，不能長時間配戴（千萬不可超過 8 小時），更不能戴著睡覺；難以拆卸時，可先點人工淚液或潤滑液，再推動鏡片卸下；若卸下後感到紅腫、疼痛，須盡快就醫。

　　在日本近年來角膜變色片造成的角膜病變甚至失明的案例層出不窮，其原因可能是沒有度數的角膜變色片，在當地是被當成雜貨，透過網路或雜貨店均可購買得到，一般民眾不須經醫師診斷，就可輕易購得及使用，在缺乏正確的使用常識下，半數沒有確實做好鏡片的消毒、清潔等保養工作，另外，有些角膜變色片本身就是有瑕疵的劣質品，才會讓問題不斷地擴大。因此，

必須特別強調一點，所有的隱形眼鏡包括角膜變色片皆屬於醫療器材，必須經衛生署許可才可販售，角膜變色片雖然是為了美容用，但也必須遵照規定，須由眼科醫師驗配、檢查後使用才會有保障，使用自行購買甚至上網購買的產品，不知是否有登記許可的隱形眼鏡是有極大風險的。

護眼 Q&A

Q：配戴隱形眼鏡可能引起哪些併發症？

A：戴隱形眼鏡對角膜而言仍是一種異物，因此，會有刮傷眼睛及造成感染的潛在危險。而長期配戴隱形眼鏡可能因保養液或保存液中的防腐劑成份導致眼睛過敏，或因角膜的缺氧而水腫、損傷進而造成角膜炎、角膜糜爛及潰瘍。此外也可能引起隱形眼鏡超時配戴症候群、乾眼症、巨乳突結膜炎及角膜新生血管等併發症。

隱形眼鏡族
冬令大補水

　　【案例】寒風冷颼颼，濕度下降，眼睛「缺水」拉響警報，隱形眼鏡族，您做好抗旱大作戰的準備了嗎？35歲的電腦工程師王先生，長期配戴隱形眼鏡，但自入冬以來，隨著氣候越來越乾，他的眼睛常常在戴上隱形眼鏡沒多久後，就開始感覺乾澀，加上工作的關係需常搭機出國開會、盯電腦，眼睛一直處於「乾巴巴」狀態，直到有一天，一覺起床後，不僅隱形眼鏡戴不上去，而且眼睛還出現紅腫、刺痛、流淚、發癢等症狀，找醫師診治後發現，原來是長期配戴隱形眼鏡引起的眼睛乾燥在作祟！

眼睛乾澀儼然已成為現代人的文明病，其中又以中、老年人占大多數，尤其是停經後婦女為數更多，臨床上發現，在40-60歲的女性中，有7至9成都出現乾眼症狀，但此病症有逐漸年輕化的趨勢，近年來有乾眼問題的年輕人口也快速地攀升，追究其原因與生活型態大大相關，包括長期使用電腦、長時間上網、看電視，眨眼次數減少，長期配戴隱形眼鏡，造成角膜缺氧，不能刺激淚腺分泌淚液；及所處的環境，如密閉的空調環境因室內空氣乾燥等，都是讓這群年輕族群提早面對「乾眼」困擾的元兇。

　　不過，眼睛乾澀不代表是真正罹患乾眼症。臨床上，乾眼症有一個真正的檢測標準，稱為「基礎淚液分泌測試」（Shirmer Test），受試者雙眼點了麻藥後，以棉棒擦乾淚水，將試紙置放於下眼瞼外三分之一處五分鐘，偵測淚液分泌量，當淚液分泌小於 5 mm 才能確定為罹患「乾眼症」。

　　每當大陸冷氣團南下，氣候驟變，溫度驟降時，就

會明顯出現很多眼睛乾澀的病例。這是因為眼球表面的淚液接觸到乾燥寒冷的空氣而加速蒸發，因而眼睛倍感乾澀。 所以，臨床上不難發現冬天因眼睛乾燥而求診的病患，確實明顯比其他季節來得多，其中一個主要的族群是隱形眼鏡使用者，根據一項統計顯示，在戴隱形眼鏡的群體中，約 40 ％左右患有乾眼症。這類患者出現乾眼問題往往是由於隱形眼鏡使用與保養不當所致，且以年輕人居多。

目前市面上有不少標榜高含水量的隱形眼鏡非常受到年輕人的歡迎，這類隱形眼鏡「高含水量」其實也意味著鏡片必須吸收更多淚液以維持保濕度，或許剛開始戴時感覺非常舒適，但戴久了，眼睛反而會越戴越乾澀。一項調查發現，七成的隱形眼鏡族曾出現眼痛或眼澀等「乾眼症」的症狀，五成二人更體驗過眼乾到隱形眼鏡飛出眼外的狀況。尤其台灣的冬天，與其他季節相比較濕度較低，因空氣乾燥，加上天冷室內開暖氣，在淚液快速蒸發之下，更容易使眼睛乾澀。

若鏡片保養不澈底，使用與隱形眼鏡不相容的隱形眼鏡保養液，蛋白質等沉積物容易殘留於鏡片上，眼睛乾澀症狀也會加劇，嚴重者甚至導致角膜發炎及病變。加上長時間注視電腦螢幕，眨眼次數明顯減少，角膜和結膜表面得不到足夠的滋潤，可能加重眼球表面和淚液功能的缺陷，看東西時就會出現視力模糊、眼睛酸澀、乾燥等狀況。此時，若患者隨意使用含有防腐劑的眼藥水點眼，將進一步使角膜和結膜上皮的完整性遭受破壞，引起過敏反應甚至加重乾眼的症狀。

隱形眼鏡族眼睛的保濕秘訣

　　雖然生活中充斥許多危險因子，很容易讓眼睛保濕拉警報，特別是冬令時節，但其實平常只要利用一點時間及用一點心，就能輕鬆作做好雙眼的保濕，以下提出5大保濕秘訣，幫助您的眼睛恢復「水噹噹」！

1. 選擇潤澤性的隱形眼鏡保養液

　　根據香港眼科視光師學會委託香港大學的一項研究計劃，訪查近五百位配戴隱形眼鏡的民眾對隱形眼鏡清潔保養液的要求，發現九成六的受訪者希望能有效清除細菌、真菌及阿米巴變形蟲，八成六要求可保持眼睛濕潤。調查又發現，六成一的受訪者不知隱形眼鏡與清潔保養液不配合會導致眼睛不適。因此，選擇一瓶具有潤澤效果，且兼顧清潔、殺菌效果的多功能保養液，不只能讓鏡片維持長時間保濕，還能做到清除污染、殲滅細菌、黴菌及阿米巴，讓眼睛既潤澤又安全。

2. 適時補充人工淚液

　　適當補充人工淚液能夠適時補充眼睛流失的水分，讓眼睛保持濕潤，達到舒緩酸澀、異物感等不適的症狀。建議眼睛乾燥的民眾，可隨身攜帶一瓶人工淚液，以備不時之需，一天至少點 3-4 次，或可因個人症狀輕重調適用量。人工淚液的選擇因人而異，沒有一定的標

準，只要注意是否是衛生署核可，外盒包裝及說明書成分標示是否清楚，對於長期使用者應避免選用含有防腐劑的產品；另外，提醒配戴軟式長戴型隱形眼鏡者，不可在戴眼鏡時使用含防腐劑的人工淚液，以避免藥水及防腐劑成分殘留，降低鏡片的壽命及對眼角膜造成毒性。

3. 放杯熱水 ，保持環境濕度

許多上班族因久坐密閉空調環境中又長時間緊盯電腦，因而造成眼睛嚴重乾澀。建議大家可在工作環境的附近，如：書桌或臥室梳妝台放置一杯熱水，使熱水的蒸氣蒸發，保持環境濕度，減緩乾燥程度，對緩和眼睛乾澀有幫助。冬天若非開暖氣不可，可先離開一會兒，等溫度暖和了再關掉暖氣，注意眼睛勿直接面對風口。

4. 熱敷

熱敷的目的不僅可有效舒緩眼睛疲勞，更重要的是，它能幫助疏通眼瞼的皮脂腺，降低眼瞼發炎的機

率，讓淚膜的油脂層發揮正常功能，減少淚水的蒸發。因此，只要利用每天早晨洗臉及晚上洗澡時，以比洗澡水高 2-3 度的溫度，將毛巾擰乾，輕覆在閉起的眼皮上，約 3-5 分鐘即可。熱敷的動作可視症狀重複操作數次即可。

5. 避免讓強風直吹眼睛

　　許多機車騎士因沒有將安全帽的防風罩拉下，使得眼睛長時間與強風直接接觸，導致眼睛乾澀、疼痛，甚至隱形眼鏡不慎飛脫的狀況，十分危險，所以要特別叮嚀民眾騎乘機車時，應將全罩式安全帽的面罩拉下，或配戴防風的眼鏡，除了可避免眼睛受強風刺激，也可阻擋空氣中的灰塵或異物飛進眼睛中。而開車時，也應避免讓冷暖氣出風口直接對著眼睛吹，需長途開車時，建議將駕駛旁座的車窗些許打開或打開天窗，以避免車內空氣過於乾燥。

　　一般來說，工作繁忙、休息不夠、閱讀習慣不良及

睡眠品質不佳等，常會加劇眼睛乾澀，引起眼睛不適，但只要藉助以上保濕的方法與適當調整生活作息及習慣，尤其是配戴隱形眼鏡者，在擺脫厚重的眼鏡享受便利的同時，也別忽略每日該做的保養功課。於選戴隱形眼鏡前，須了解隱形眼鏡的材質，並選擇一瓶全方位結合「清潔、潤澤、沖淨、殺菌、保存」五大功能的保養液，如此，才能讓眼睛既潤澤又安全。若發現眼睛不適時，最好停戴 1 至 2 週，讓眼睛得到充分的休息。 若以上的方式仍然不能解決眼睛乾澀的困擾，那就必須盡快尋求專業眼科醫師的協助，定期接受眼睛檢查，找出眼睛乾澀真正的原因。唯有如此，雖在寒冷乾燥的冬天，也能做好眼睛的保濕，讓雙眸永遠「水嚐嚐」！

護眼 Q&A

Q：隱形眼鏡應多久更換一次最為恰當？

A：如果可以遵照配戴的原則及注意清潔保養，軟式隱形眼鏡原則上兩年更換一次；硬式隱形眼鏡則可戴至三至四年；拋棄式必須遵照鏡片出廠指示（日拋型、雙週拋型或月拋型），例如雙週拋型是指開始使用後兩週需拋棄，而不是累積使用十四天才更換。此外，若發現鏡片刮傷、變質或破損，則要立即更換新片。

Q：哪一種隱形眼鏡比較好？

A：各類型的隱形眼鏡均有其優缺點，最重要的仍是在使用前接受完整的眼部檢查，考慮自己的生活型態與清潔衛生習慣，不管是硬式或軟式，只要適合自己的需求就是最好的鏡片。但要強調的一點就是，根據國內外的文獻指出，不管是哪一類型的隱形眼鏡，只要清潔保養做得確實，造成角膜感染的機率是不分軒輊的，切記超時或隔夜配戴才是導致角膜感染的罪魁禍首。

眼睛鬧水荒

認識乾眼症

　　眼科門診病患常見的主訴如「眼睛乾澀、灼熱感、異物感及容易疲倦」大多是乾眼引起的症狀。隨著地球溫室效應的產生，溫度日漸升高，許多上班族整天待在空調低溼度的密閉空間內，眼睛常盯著電腦，很少有片刻休息的時間，久而久之，乾眼的症候就可能出現，而乾眼症也成為門診常見的疾病之一。

　　正常狀態下，眨眼後角膜上方的淚膜會均勻分布於眼球表面，以滋潤眼球並使眼睛覺得舒適，如此，可避免眼球乾燥使視物清楚。此外，淚水也可以沖掉進入眼睛的雜質和異物，同時因含有抗體及溶菌酵素，有殺死細菌的功能。如果缺少淚水，除了眼球乾燥外，還可能

容易得到角膜及結膜炎，同時也較容易引起角膜與結膜上皮角質化，造成角膜之瘢痕，嚴重者會影響視力。

淚液層由三層不同的成分組成，均勻分布於眼球表面，最外面的一層為油性層，由眼瞼邊緣的皮脂腺分泌而來，最主要的功能是使淚液層平滑和防止淚水的蒸發；中間層是最厚的一層，就是我們所知道的水液層，主要成分就是水，由大的淚腺及分布在結膜上的小淚腺所分泌，主要的功用就是清除眼睛的髒東西與異物。最內的一層為黏液層，由結膜其他的腺體所分泌，可幫助水液均勻散佈於角膜表面。

淚液分泌減少、排出太快或是淚水分布不平均及淚液層穩定性較差，導致無法適當地滋潤眼球表面造成眼球乾燥，就稱為乾眼症。淚水分泌於正常情況下會隨年齡增長而減少，因此乾眼症以高年齡的族群居多。但是近年來由於環境變化，年輕的病患也日漸增多。

那麼，乾眼症會有哪些症狀呢？乾眼症，顧名思義是眼睛覺得乾澀，但有時會出現異物感、刺痛感、灼熱

感，也可能是眼睛疲勞、酸痛、癢，甚至眼球會充血、發紅，還會畏光、怕風、一直要眨眼睛，常常還會覺得黏黏的，或出現白色分泌物，視力模糊，甚至會覺得睜不開眼睛、想睡覺，戴隱形眼鏡時不舒服，尤其在早起或傍晚時眼睛都會覺得特別乾澀。雖然與慢性結膜炎的症狀極為類似，但是乾眼症的患者會發現若身處於空調的環境內，症狀會更為嚴重，特別是在長時間觀看電視或使用電腦的時候。但有些患者反而覺得整天都在流淚，這是假性溢淚，其原因是因眼淚的分泌分有「基礎」與「反射」兩種機制，基礎的分泌整天都有，可使眼睛保持濕潤，而「反射」的分泌，則是基礎淚水分泌不足或受到刺激、有異物跑入眼睛時，才會刺激淚腺反射性分泌過多的淚水。

然而眼睛鬧水荒可不是鬧著玩的，由於乾眼所引起的相關後遺症及併發症，極可能是罹患其他眼睛疾病的開端。引起乾眼症的原因很多，因先天性病例較少見，一般以後天造成居多。

乾眼症的主要原因

1. 年齡因素

年紀老化造成淚腺退化，使得淚水分泌隨年齡增長而減少，乾眼症雖會發生於各年齡層，但超過 65 歲的年長者約 75％會出現乾眼症的症狀。

2. 女性賀爾蒙改變

更年期後的婦女，因為賀爾蒙的關係會間接使淚液分泌減少。除此之外，懷孕婦女及使用口服避孕藥皆可能使淚液分泌降低。

3. 自體免疫疾病患者

如患有類風濕性關節炎及甲狀腺機能異常，還有合併關節炎的「修格蘭氏症候群（Sjogren's syndrome）」皆可能影響淚腺而影響淚液的分泌。

4. 長期使用藥物治療者

臨床上某些藥物會減少淚水的分泌造成或加重乾眼的程度，例如感冒藥、利尿劑、降血壓及心臟血管藥物（如：β-blocker）、抗組織胺、安眠藥、精神科藥物等，也會影響淚水的分泌。

5. 屈光雷射手術術後

因角膜皮瓣之掀開，對角膜末梢神經造成影響，會產生短暫性 3 至 6 個月乾眼的症狀。

6. 某些外來因素

包括處於乾燥的環境、工作壓力大、睡眠障礙、長時間緊盯電腦螢幕、長時間配戴隱形眼鏡等。特殊的情形，諸如泡溫泉、騎機車、處於充滿煙霧的環境等，都容易引發乾眼症狀。

7. 其他因素

維他命 A 缺乏或化學性灼傷，以及顏面神經麻痺後之眼瞼閉合不全，眼睫毛倒插的患者都可能得到乾眼症。

對於乾眼症的診斷，臨床上眼科醫師採用「淚水測試」。正常人於點了麻藥後測試 5 分鐘，淚水分泌量可達 10mm，一旦淚液分泌少於 5mm，就代表罹患乾眼症了，乾眼症的治療必須找出病因對症下藥。乾眼症屬於慢性疾病，不易根治，若不好好追蹤及治療，嚴重者可能導致角膜病變而影響視力。所以乾眼症的預防及治療，需要兼顧各方面才能有成效，但如何治療乾眼症呢？可從下面幾個方向著手。

治療乾眼症方向

去除可能的致病因素

1. 避免接觸過敏物質，如化妝品、隱形眼鏡清潔液及保

養液，並停戴隱形眼鏡。

2. 停用可能引起乾眼症狀的藥物。

3. 避免處於煙霧瀰漫及空氣污染的環境中，不要在乾熱、風大的室外待太久，而長期處於某些化學物質及高海拔的環境都可能加重乾眼症狀。

4. 避免長時間處於密閉的空調環境，減少吹風機的使用，因淚液之蒸發與環境溫度有關，溫度太高及冷氣房內濕度太低都會加速淚液蒸發，在密閉的空調環境中放一盆水，有助於增加空氣的濕度，或刻意眨眼都可減少淚水的蒸發。騎車時配戴眼鏡或全罩式的安全帽，開車時打開天窗或旁座的車窗，可減緩淚水蒸發的速度。

5. 避免長時間使用電腦，因與眨眼次數減少，眼球滋潤不足及平視或仰視螢幕造成眼球暴露的面積增加，造成淚液的揮發。

6. 澈底治療慢性眼瞼炎。

7. 禁止抽菸（或二手菸）。

乾眼症可能是以上多種因素造成，只有改善這些狀況，乾眼的情況才能獲得緩解。不可隨意點眼藥，因藥水中的防腐劑可能使症狀惡化，若不慎長期點含有類固醇的藥水，將可能引發青光眼及白內障。有時候乾眼症也會因缺乏維他命 A 引起，可多吃深色蔬果加以補充。

藥物治療

1. 人工淚液：乾眼症的治療以模擬淚液層各種成分的人工淚液取代不足的成分而濕潤眼睛。市面上有許多不同的人工淚液，病患可嘗試選擇比較適合自己的廠牌。如果對於人工淚液中的防腐劑過敏，也可以使用不含防腐劑的藥水。如果使用的頻率較高（超過 2 小時一次），不含防腐劑的藥水是較好的選擇。新研發的人工淚液注重維持淚液在眼睛表面的穩定性，而不僅僅是補充一定量的淚液而已。

2. 眼藥膏、凝膠：有些乾眼症的患者清晨起床時，因眼

睛乾澀很不容易睜開或覺得眼睛癢，可以在睡前使用藥膏或凝膠來改善症狀。膠狀或油膏狀的人工淚液，因作用時間較長且具較強的潤滑保溼作用，適用於較嚴重乾眼症的病患，但會造成視力模糊，在清醒時最好不要使用。維生素 A 對於乾眼症引起的角質化有舒緩的作用，但其效果在文獻上看法仍分歧，它可減少杯狀細胞的喪失，因此可用於史蒂芬強森症候群（Steven-Johnson syndrome）、眼天庖瘡、砂眼等引起的乾眼症，可顯著改善症狀。

3. 免疫治療法：某些乾眼症是由於免疫功能異常，造成免疫細胞淋巴球跑到淚腺及結膜中，破壞原先的組織構造，造成乾眼。給予這些患者免疫改善治劑如環孢素、干擾素等，可能會比只點人工淚液更有效。

刺激使淚液增加

可通過周圍神經之刺激，如用藥物或按摩熱敷刺激鼻腔粘膜（第五對腦神經）或反射性如打呵欠、咳嗽、

疼痛、針炙等方法使淚液分泌，但成效仍未確定。

手術治療

1. 瞼裂縫合術：特別是對角膜持續性傷害的乾眼，如暴露性角膜炎有幫助。

2. 下淚點外翻術：本手術之優點是於必要時仍可使淚點恢復原位。

3. 暫時性或永久性封閉淚點：若可將淚水保留在眼睛，就可以保持眼睛的濕潤。眼睛與鼻子間有個通道稱作鼻淚管，於是使用暫時或永久性的方法封住鼻淚管，就可以減少淚水或人工淚液流至鼻腔內，進而增加淚液停留在眼睛的時間。因此可將淚點塞置入下淚點或上下淚點內，此種治療方式是快速、安全，無痛且可摘除的。或者使用電燒及雷射永久性破壞淚點開口加以治療。

　　隨著醫學的進展使我們對乾眼症有更進一步的認

識，也發展出更有效的治療方式。雖然許多研究仍處於初步實驗階段且效果未定，也還不能使用於臨床的患者。基本上，乾眼症能藉由改善環境，改善用眼習慣，並遵照醫師指示使用藥物治療獲得良好的控制。

護眼 Q&A

Q：眼睛感覺乾乾的時候只要點眼藥水就好了？

A：當眼睛感覺乾澀時，不見得是真正罹患了乾眼症，必須經過眼科醫師詳細的檢查。因此，在確認診斷之前，不建議隨意購買人工淚液或不明成分及療效的眼藥水自行治療，以免弄巧成拙，造成眼睛的傷害。

Q：人工淚液多點有害嗎？

A：眼科醫師會根據病患乾眼的程度及眼角膜的狀況給予眼藥水或合併眼藥膏治療。一般瓶裝的人工淚液仍含有微量的防腐劑，不建議使用太過於頻繁，最好一天四至六次即可。當然，目前市售不含防腐劑的拋棄式人工淚液，多點對眼睛是比較沒有傷害的。

準分子雷射屈光手術
疑慮與風險

　　對於眼鏡族的您而言，是否常覺得戴眼鏡造成一些日常生活上的不方便，如喝熱湯時眼前一片霧茫茫，洗澡或游泳時看不清楚，運動時眼鏡容易滑動及不容易擦汗，或更衣時拿掉眼鏡後又常常找不到；如果是戴隱形眼鏡又不能一直戴著不拿下來，又要每天清潔保養，且長時間配戴時又會引起眼睛乾澀、紅眼、發炎感染或過敏等現象。「屈光手術」將是讓您免除上述麻煩的好幫手。

　　所謂的「屈光手術」是利用手術的方式改變角膜表面的弧度，以改變眼球的屈光狀態，達到矯治屈光不正

的效果。目前普遍的屈光手術主要是針對近視及散光作矯正，包括：放射狀角膜切開術（RK）、自動層狀角膜整型術（ALK）、準分子雷射屈光角膜切除術（PRK）、自動層狀角膜整型術合併準分子雷射角膜層狀重塑術（LASIK）。後兩者的手術方式是目前較常使用的手術方式。

　　過去使用的放射狀角膜切開術適用於中低度近視（約四百度以內）的矯正，手術方式是在角膜中央留下光學區，周邊部分以鑽石刀做對稱性的切割成為四等分、八等分或十六等分，切割深度要達到角膜厚度的百分之九十，才有效果。因手術後可使中央光學區域變的較扁平，使得度數減輕，因此，可使進入眼睛的影像落的更後方接近視網膜。然而，術後眼球對外力衝擊之耐受度較差，畏光、眩光、視力不穩定等症狀，可能持續三至六個月，甚至更久。對於高度近視幾乎無法完全矯治。

　　目前使用的「雷射」屈光矯正手術是利用最尖端科

技的「準分子雷射」精密均勻之光作用，經過電腦程式的精確計算，控制雷射光束對角膜基質部作部份厚度的準確切削，以達到減輕或去除屈光度數（近視、遠視、散光）的目的。因手術時間短，較不影響眼球之堅韌度，無需住院，是目前屈光手術中安全性及準確性最受肯定的方式。德國自由大學教授暨法蘭克福德瑞斯登眼科中心主任賽勒醫師（Dr. Seiler）早在 1986 年就完成第一例準分子雷射治療角膜病變，而於 1990 年完成矯正近視的人體臨床試驗，比美國早了兩年。1996 年六月國內衛生署通過 PRK 列為常規手術，1997 年通過 LASIK 手術。相對於傳統的放射狀角膜切開術，準分子雷射的併發症少，且眼球的韌性比較不受影響。目前以準分子雷射進行屈光手術主要有 PRK 及 LASIK 兩種方法，PRK 是先將角膜表皮刮除後，在角膜基質上以準分子雷射切削組織進行屈光矯正，而 LASIK 則是結合 ALK/PRK 兩者的優點，以角膜環刀切開一層角膜皮瓣後，將其掀開，再以準分子雷射切削角膜基質部進行屈光矯正。

與 PRK 相比較，LASIK 傷口及視力復原較快，較不疼痛且基質混濁狀況較少發生，是目前最穩定的手術方式，治療後滿意度很高。新一代的機型結合可調式大小雷射光斑、3D 的立體虹膜追蹤器與前導波的技術，功能上超越了傳統的準分子雷射，經矯正之後的視覺品質可更優良。

　　但 LASIK 的缺點是所需手術儀器較多、手術方法較複雜，有皮瓣脫落、上皮細胞侵入或角膜炎等併發症之風險，目前多數患者選擇 LASIK 為多。但隨著手術技術的進步，PRK 之術後疼痛及基質混濁情形已有效改善，又能保留較多的角膜基質，且沒有日後皮瓣的併發症，因此有越來越多的人又開始選擇改良式 PRK 的手術方式。

雷射屈光手術適用的對象

・年齡：必須年滿 20 歲（因眼球的屈光狀態已經不再明顯變化）。

- 視力及度數穩定度：最近一年內之近視增加不超過五十度者，且最佳矯正視力在 0.5 以上。
- 雙眼不等視：兩眼度數相差太多以致無法適應眼鏡或隱形眼鏡者，常有頭痛或眼睛疲勞等症狀。
- 高度近視：因眼鏡過重，視物縮小、視野縮窄，隱形眼鏡過厚在處理上不方便。
- 無不對稱或不規則之散光。
- 不適應、不願意配戴眼鏡或隱形眼鏡者，或職業上的需要，戴眼鏡不方便者：如模特兒、空姐或運動員。
- 隱形眼鏡適應不良者：例如巨大乳突性結膜炎（對隱形眼鏡材質或藥水過敏導致），角膜內皮細胞受損或有感染等。

雷射屈光手術不適用的對象

- 屈光度數仍持續變動者。
- 虹彩炎患者。

- 嚴重兔眼、乾眼症、眼瞼炎。
- 眼瞼異常會影響角膜上皮再生者，如眼瞼內翻、眼瞼外翻合併倒插睫毛、顏面神經麻痹，導致眼瞼無法正常閉合者。
- 自體免疫及結締組織疾病者。
- 青光眼及網膜病變患者。
- 角膜炎、角膜病變及角膜新生血管患者。
- 易有蟹足腫疤痕者。
- 圓錐角膜患者。
- 懷孕者。

雷射屈光手術前須做的檢查及準備

　　手術前應先至門診讓眼科專科醫師檢查是否適合接受手術。手術前的檢查項目包括：裸眼視力、矯正視力、眼壓、驗光及角膜弧度檢測，角膜地形圖及角膜厚度測定、角膜內皮細胞攝影、淚液檢查及視網膜眼底檢

查等。在詳細檢查與醫師討論後，才考慮是否接受手術。於正式手術前應停戴隱形眼鏡，硬式隱形眼鏡須停戴至少兩週，軟式則需停戴 3 至 7 天，如此才不至於影響手術的結果。

雷射屈光手術當天的注意事項

雷射屈光手術不須要住院，手術當天最好有人陪伴。手術結束後當天就可回家，手術時間約莫半小時。手術當天請勿化妝。對於過度緊張者，於手術前半小時可服用鎮定劑。手術的麻醉採用局部麻醉藥點眼麻醉，手術中病患略有感覺但不會疼痛。施行自動層狀角膜整型術時，病人會感覺眼部有壓迫感，時間約 3 分鐘。

雷射屈光手術後的注意事項
（手術後的一個月內的禁忌）

・不可用手揉眼睛：因容易造成感染或造成角膜皮瓣移

位或脫落。

‧不可游泳，洗澡時應避免水滴濺入眼內。

‧不要在眼部周圍上妝或畫眼影。

‧不可擅自點用未經眼科醫師處方的眼藥水。

雷射屈光手術的成效

以準分子雷射精確的切割角膜組織，可以矯正近視；針對 100 度到 600 度近視可使用 PRK，90 ～ 95 ％患者術後的裸視力可達 0.5 以上；近視在 600 至 1500 度，可使用 LASIK，術後隔天的視力大多可進步到 0.5 以上。

雷射屈光手術的副作用

由於神經的分布在角膜是水平走向，手術時因切開角膜，造成神經的損傷，淚水反射性分泌減少，同時也

破壞了淚膜的結構，多數患者會出現眼睛乾澀的症狀，一般持續 3 至 6 個月不等，長者可能到達一年，不過這種症狀會隨著時間逐漸改善。

手術後暫時性異物感、乾澀感、畏光等現象，這些症狀會因人而異，一般在手術後 3 天左右會逐漸消失，準分子雷射屈光角膜切除術（PRK）後最好戴上治療性的隱形眼鏡以降低疼痛及不適感。

術後有會對光敏感的現象，建議戴上太陽眼鏡；尤其是傍晚或夜晚時，因黑暗中瞳孔會放大，較容易產生眩光的現象，這種症狀在角膜表皮癒合後逐漸消失，僅有少部分案例會持續。

由於每個人的角膜厚度、韌度及品質均不同，對雷射光的接受度也不同，因此手術後可能有過度矯正或是矯正不足的情形，可在度數穩定之後視情況再次矯正治療。

部分 LASIK 矯正者會出現不規則的散光，嚴重者可用雷射治療性角膜切除術治療，也可配戴普通眼鏡或隱

形眼鏡加以矯正。

　　部分矯正者可能會有角膜潰瘍現象，不過這機率相當低，如果發生了可針對致病菌給予抗生素治療。

　　準分子雷射屈光手術是安全且有效的屈光矯正技術，由於它的不可逆性，想要接受手術者，應考慮個人生活方式、職業需求及手術對個人的風險後，接受完整詳細的術前檢查，並和醫師討論各種手術方式的可能性及疑慮之後，再決定是否接受手術。記住，嚴謹的篩選是預防術後併發症最有效的方法。此項結合醫師的技術與經驗、手術儀器的革新及標準合格的手術環境，手術前完整的檢查與溝通，加上術中與術後良好地配合，相信眼鏡族即使不戴眼鏡或隱形眼鏡也能擁有極佳的視力。

護眼 Q&A

Q：雷射屈光手術成功機率是百分之百嗎？

A：根據多年的臨床經驗及國內外文獻報告顯示，雷射屈光手術成功的機率超過 95%，但手術的成功與否，最重要的還是在雷射手術前，必須先經過完整的檢查與評估，再與醫師諮詢，由專業的眼科醫師判斷您是否適合接受雷射屈光治療及手術的方式。

Q：兒童若有高度近視可接受雷射屈光手術嗎？

A：小朋友由於近距離用眼（打電動、看電視）的機會增加，台灣地區高度近視（六百度以上）的比例為六年級約 3%，九年級 13%，高中三年級 21%，比國外高度近視盛行率高出許多。門診中有些家長考慮讓高度近視的小朋友接受雷射屈光手術，這是不正確且不妥的觀念。即使手術的成功率極高，但屈光手術仍須等到滿 20 至 21 歲視力及近視度數穩定後，才適合以手術方式來治療。

假期旅遊護眼大補帖

　　隨著假期的到來，不管是寒暑假或是節日的長假，全家或三五好友一同出遊的人數越來越多，利用假期出國旅遊的人當然也不少，但大多數的人在旅程中，常常因一時的疏忽，忽略了該有的保健，以致發生問題時，不僅身體受到一些影響，間接耽誤了其他人，使得整個旅遊的興致大打折扣。因此，在旅遊之前與過程中需注重一些保健的小秘訣，特別是護眼一事，只要稍加留意，即可在歡樂之餘，仍保有健康舒適的雙眼。現在，就提供大家假期護眼的八大妙招。

假期前的注意及準備事項

　　一、若患有眼疾的人需備妥眼藥，最好多準備一份，如此才能避免藥品遺失時，找不到適合的藥物使用。特別是青光眼的患者，往往在藥物遺失時，人又在外地，不知使用何種藥物治療，導致眼壓控制不良。而接受過眼睛手術的人，應事先向眼科醫師詢問是否可搭乘飛機或以其他交通工具替代，尤其是接受視網膜手術者，可能在玻璃體腔內仍灌有特殊的氣體，注意於手術後短時間內不可搭乘飛機。此外，最好準備好英文的病歷摘要，以便在緊急狀況發生時，可協助國外的醫師了解病情，才不致耽誤病程及影響治療方式。

　　二、配戴隱形眼鏡的人，需要檢查清潔保存液是否充足，且準備小型的隨身包，切忌使用其他溶液清洗。最好選擇拋棄式隱形眼鏡，若鏡片不小心受污染或損壞，一時找不到清洗的清潔液時，就可隨時更換新鏡片。但提醒各位，最好選擇戴過的廠牌或事前先試戴

過，以免發生不適用的情況。

三、預防紫外線的傷害，紫外線依波長的長短可分為紫外線 A（320～400μm）、紫外線 B（270～320μm）、紫外線 C（<280μm），光波愈短能量愈高，光波愈長則穿透力愈強，紫外線僅 50％可穿透大氣層，其中 90％為紫外線 A，10％為紫外線 B，大部分紫外線 C 為臭氧層所吸收。人體受到紫外線的傷害主要來自紫外線 A 和 B，紫外線 A 因穿透力強，容易形成眼睛深部視網膜的光害，造成老年性黃斑部病變，或加速視網膜色素細胞炎患者感光細胞的退化。

紫外線 B 容易導致眼睛各種組織不同的傷害，尤其是在雪地、沙漠、海面等陽光折射強烈的地區容易造成白內障、翼狀贅肉並加速老花眼形成，因此在紫外線指數高的區域旅遊，或長途開車者均應配戴防護眼鏡或偏光鏡、戴帽子、撐陽傘，避免強光直射入眼睛，以減少紫外線可能的刺激及傷害。上山下海等冒險行程也會導致眼睛不舒服，如山區的氧氣較稀薄易讓眼睛乾澀，海

邊的強烈紫外線及風飛沙更容易跑進眼睛內，讓隱形眼鏡族受到感染。

假期中的注意事項

一、眼睛乾澀與過敏是旅遊當中最常出現的困擾，旅途中的氣候乾燥與交通工具上的空調都是導致眼睛嚴重乾澀主因，因空調會迅速乾燥空氣中的水分，眼球表面的淚液會迅速蒸發，因此會越來越乾燥，造成酸澀、疲勞，甚至疼痛等症狀，尤其是乾眼症患者、隱形眼鏡族與更年期婦女。

長途搭乘交通工具，特別是搭飛機時，應適時眨眼讓淚水均勻分布，舒緩眼睛乾澀症狀。對於配戴隱形眼鏡或乾眼症患者，需要多加的注意，盡量使用一般眼鏡，否則，必要時適時補充不含防腐劑的人工淚液，增加濕潤，緩解眼睛的疲勞和乾澀及不適。

此外，可利用毛巾泡熱水，擰乾後覆蓋在閉合的眼

睛上面約 3-5 分鐘，可即刻緩解長途旅遊造成的眼睛疲勞。旅途中若感覺用眼過度，可將眼眶周圍分為 10 等分利用指腹輕輕按壓，每部位按壓 3 次，或利用交通工具上提供的熱茶薰蒸眼睛，具有舒緩的效果。花粉及空氣潮濕，容易造成眼睛紅腫，除了過敏體質者及隱形眼鏡族，從事賞花及水上活動的民眾都要格外注意。

　　二、飯店中通常會有游泳池的設備，在泳池游泳時，最好戴上泳鏡，一般游泳池以單光面鏡較佳，應注意鏡框邊緣要柔順不易刮傷；近視者應正確選擇合格有度數的泳鏡配戴，避免眼睛與池水直接接觸，同時不可戴隱形眼鏡下水，因池水中含有氯的成分，會對隱形眼鏡造成損害，進而可能傷害眼睛，此外，水中的細菌、雜質等，都有可能附著於鏡面上，大大地增加了感染角膜炎的機會，嚴重者可能導致角膜潰爛甚至失明。若非戴不可，建議選擇日拋式隱形眼鏡，外加泳鏡。浮潛或潛水以單面鏡較佳。速度較快的水上活動，如水上摩托車、衝浪，為避免意外撞傷眼部，以不戴泳鏡較安全。

在盥洗用具方面，如：毛巾或浴巾最好自備，防止飯店人員清洗消毒不完全，間接將細菌帶至眼睛而感染如紅眼症等眼疾。

三、當然在假期中不免會花較多的時間在欣賞電影，自從「阿凡達」這部電影帶動了整個 3D 視覺的風潮，一部部 3D 的強檔大片襲捲全球，不僅特效精彩，題材更為豐富多元，緊緊抓住影迷的口味，此外，市面上不斷推出各種使用 3D 技術的產品，像是電視、筆電與家庭劇院等，當然在這一股熱潮下，也帶動了 3D 視訊專用的眼鏡市場。

所謂的「3D 立體眼鏡」，大致上包括有幾類，即一般常見到的紅藍濾光眼鏡、偏光鏡和液晶玻璃製成的電子式控制雙眼的液晶片快門眼鏡，不同的影像訊號來源會選用不同的 3D 眼鏡。但您是否曾經想過，在一般電影院同一副眼鏡不知有多少人戴過？如果先前的使用者患有所謂的「紅眼症」且衛生習慣又不佳，戲院未澈底做好紫外線消毒等程序的話，這樣的情況就有可能會傳

染某些眼疾，因此若能自備酒精棉片擦拭鏡架是安全方便的自保方法。唯一的缺點是，以含酒精成分的棉片或消毒水擦拭，可能會傷害 3D 眼鏡的鏡片，進而影響鏡片透光度及清晰度。同時必須留意，當擦拭酒精的眼鏡未乾燥前，不可立即戴上，以免造成眼睛的傷害。

四、若眼部不慎外力撞擊，必須先評估視力是否良好，若視力良好，可能僅是眼皮瘀血破皮或結膜下出血，若視力變差或是流血，或疑似眼球內容物溢出時，千萬不可揉眼睛，應立即以隨手可得的乾淨紙杯、塑膠蓋……等保護，以免加重創傷的程度，並盡快就醫檢查。眼睛若噴到不明的液體，或有異物飛入沾黏於眼睛上時，應即刻以大量的生理食鹽水或清水沖洗再就醫進一步治療。

五、高血壓及糖尿病患者，通常會合併有關眼疾的併發症，因此，需按時服用藥物控制血壓及血糖，並保持愉快的心情，以減輕併發症發生的機會。

若大家都能確實遵守以上的夏日護眼守則，避免於旅遊途中讓眼睛受到傷害，如此才可在旅程中盡興地遊玩，放鬆心情欣賞大自然美好的景色，在開心度過夏天之時，也能保有健康的視力。夏季「養眼」，是台灣島上人人必修的課程！

各區域旅遊常見之眼疾及預防保養的方法

旅遊地區	環境及氣候特性	常見之眼疾	預防及保養
東北亞	乾燥	角膜炎、過敏性結膜炎、乾眼症	人工淚液、太陽眼鏡，具過敏體質者避免在春季賞花
東南亞	溼熱	眼瞼炎、細菌性結膜炎、針眼	攜帶式洗手乳、定時補充人工淚液、太陽眼鏡
沙漠赤道區	乾熱	角膜糜爛、角膜、結膜異物、乾眼症	適時補充人工淚液
雪地	乾冷	紫外線灼傷、乾眼	運動型太陽眼鏡，適時補充人工淚液
機艙內	乾燥	急性結膜炎、角膜炎、乾眼	慢性眼疾患者一定要記得攜帶常用的藥水，適時補充人工淚液

護眼 Q&A

Q：選擇太陽眼鏡時哪一種顏色最好？

A：選擇太陽眼鏡時最佳的顏色為「茶灰色和綠色」之色系，可有效地吸收紅外線和 99% 的紫外線光。兩者都得到最豐富的色彩層次與正確景物線條。而茶灰色鏡片最大的優點是不會使得原來景物的顏色因鏡片而改變，但綠色鏡片會使得某些景物的顏色產生改變。如加入抗 UV 的配方，更可增強過濾有害的太陽光線。一般說來，顏色鮮艷的鏡片並不適合當做太陽眼鏡，但在某些特殊工業的場合，也有紅色的鏡片，至於黃色鏡片最大的特點在於吸收了大部份的藍光，因此，黃色鏡片常用來當作「濾光鏡」，或是獵人們在打獵時使用。原則上，光線反光強烈的戶外運動（如釣魚、水上活動、滑雪等），鏡片的鏡片通常比較深，護眼效果較好。

Q：一般太陽眼鏡與偏光太陽眼鏡有何區別？

A：一般市售的太陽眼鏡是透過鏡片染色的過程，將其染色變暗而減少透光度，當接觸太陽強光、物體反射光及燈光時；如汽車玻璃、水波、雪地、路面的反射與眩光均可能干擾視力，而無法看清物體，一般的有色太陽眼鏡完全無法消除這些光線。反之，偏光鏡片的特殊材料卻能澈底濾去各種眩光、強光、物體反射光等刺眼偏光，只讓單一方向的光波通過，使視野更加鮮明且眼睛感覺更舒適。

跟黑眼圈說 Bye-Bye

　　自從木柵動物園熱門的明星動物「團團」及「圓圓」進駐台北之後，在全國各地立即引起一陣熊貓的炫風，各式各樣的熊貓商品席捲台灣，尤其是那一對最有特色且可愛的熊貓眼，最吸引人們的注意。不過，您要是長了這麼一對黑眼圈，恐怕就該發愁了。不過別急，只要搞清楚它形成的原因，再對症下藥，多數的黑眼圈是可以去除的。

　　黑眼圈正確的名稱是「眼圈周邊黑色素沉澱症」，目前對黑眼圈的成因仍不明。根據一份調查，黑眼圈患者最困擾的問題是常被同儕誤認為是精神不濟、睡不飽，甚至是縱慾過度。但實際上黑眼圈成因與上述因素

無關，而是與遺傳、結構、體質、過敏性鼻炎甚至是具有眼袋有關。依成因的不同，黑眼圈可分為血管型、色素型與皺摺型。血管型黑眼圈是由於眼眶周圍的皮膚較薄，皮下組織又少，一旦血液循環不良或血管擴張，就會形成黑眼圈的外觀，一般常見的過敏性黑眼圈就是屬於此類，因過敏性鼻炎患者血管中，容易有發炎物質，易引起皮下血管擴張，使得眼下肌膚常會有黑眼圈產生；色素型黑眼圈，是指因色素多沉澱在眼眶周圍而產生的黑眼圈；而皺褶型黑眼圈是因為皮膚天生在皺褶處比較暗沉，或眼皮老化鬆弛造成皺褶紋路形成眼部陰影。

黑眼圈的形成原因

一、與遺傳及個人的體質有關，也就是說眼睛周圍的肌膚先天就比鄰近部位的皮膚色素深暗且量多，所以就會顯現出暗灰色眼圈。此種黑眼圈在中東、印度、東南亞甚至是原住民其實是很普遍的。

二、由於眼睛周圍的表皮較薄，所以皮膚的色素或皮下血流顏色都容易呈現在表皮，加上這個區域的汗腺、皮脂腺分泌較少，同時，強烈的紫外線會讓皮膚的色素移向表層，眼部的皮膚自然也不例外，因此若長期暴露在陽光下，眼部皮膚成為最容易受傷的部位。當血液流經此處的大靜脈，接近皮膚表層的下方，靜脈回流不佳就會出現藍黑色的眼暈。

三、因下眼眶周圍的血液循環不良所造成的，這是我們最常見的一種黑眼圈。這類型的黑眼圈多是因睡眠不足，或是伴有過敏性鼻炎、鼻竇炎或哮喘及濕疹等過敏疾病患者，而過敏性結膜炎者眼睛發癢，加上不停的搔癢，會讓眼周皮膚更加暗淡。因此，在容易發生過敏的季節，過敏體質的人還可能發現眼睛下方長了眼袋。

四、因先天性、老化或暫時性的熬夜、傷心大哭、攝取過多鹽份及水分，造成淋巴循環不良積蓄過多水分，這些原因都可能造成眼下皮膚過於肥厚或有眼袋，間接形成有黑眼圈的外觀。

五、對於使用化妝品引起的黑眼圈，目前有兩派主張，有些人認為是深色的化妝品微粒透過彩妝滲透到眼皮內，久而久之，便會造成色素沈澱，產生黑眼圈。第二種說法是不正確的保養卸妝方式，造成慢性刺激皮膚導致色素生成。

六、某些藥物促使眼眶周圍血管擴張，也可能造成眼周皮膚暗化，因而產生黑眼圈。而營養缺乏或營養攝取不平衡，也會導致眼周皮膚變暗沉。

七、懷孕及月經期、更年期，由於內分泌產生變化，眼周血液循環差，會讓眼周的細紋和黑眼圈顯得更為明顯。而隨著年齡的增長，黑眼圈會逐漸變得更明顯，眼部的皺紋也會讓黑眼圈看上去更為突出。

有黑眼圈的困擾的人，別以為自己只是睡眠不足或太累才有熊貓眼。一般而言，只要注意一些生活上的細節並配合飲食，黑眼圈還是有辦法淡化或去除的。有關黑眼圈的治療，大致上要從發生的原因著手：

一、與個人的體質及遺傳有關的黑眼圈，可使用蓋斑膏來遮蓋補救，會有不錯的效果，但一般的蓋斑膏多較有刺激性，再加上眼睛週遭的皮膚較薄，故在使用這類藥膏前，最好先諮詢皮膚科醫師，以免造成眼睛周圍皮膚過度刺激，而形成另一種黑眼圈。

　　二、由於眼睛周圍的表皮較薄或因陽光曝曬使得色素或皮下血流呈現在表皮面造成的黑眼圈，可使用果酸藥膏塗抹，將皮膚厚度增加，且可減少靜脈瘀血，進而改善黑眼圈。同時注意於強光下必須使用防曬霜及遮陽傘，艷陽高照的中午時分到下午 2 點間，盡量不要外出。在保養品的選擇上可選用添加維生素 A、左旋維生素 C、維生素 K、果酸、A 酸衍生物等保濕美白及抗細紋的產品。必須注意的是，必須降低美白成分的濃度，才不會刺激眼睛。

　　三、眼睛週遭血液循環不良導致血液聚積在眼窩裡，若要改善此類的黑眼圈，需先治療好鼻子的問題，避開過敏原及改善作息方式，充足的睡眠及休息，避免

熬夜、失眠、壓力，之後，再來嘗試以熱敷及按摩眼睛的方式促進血液循環、減少靜脈瘀血，達到舒緩黑眼圈的目的。

四、因為眼下皮膚過於肥厚或有眼袋，可進行眼袋手術，割除多餘的皮膚，並將鬆弛的筋膜切開，並將脂肪平均的鋪在眼骨下就可以改善。

五、化妝品微粒滲透到眼皮內，此時必需先停用化妝品，或考慮改用其他廠牌或品質較佳的化妝品，以免因為愛美而付出代價。

六、對於藥物引起的黑眼圈，應該在服藥前詳看說明書，或請醫師推薦其他藥物。此外，應注意充足的睡眠，養成正確的睡姿，以改善眼部的血液循環，減少靜脈淤血。拍照時，可以調整頭部姿勢，或借助燈光投射的角度加以掩飾。

除了上述的方法外要改善黑眼圈，要從飲食著手，在此推薦幾種食物，僅需在日常飲食中稍增加攝取量，就能讓您跟熊貓眼輕鬆說拜拜了。改善血管型或色素型

黑眼圈，應均衡攝取充足的營養，增加補充富含蛋白質、維生素 A、維生素 C 和維生素 E 的食物。蛋白質能促進細胞增生，由於雞蛋中富含優質蛋白質，其蛋白質組成和人體的最為接近，所以吸收效果最好，因此經常食用雞蛋，增加蛋白質的攝入，對於緩解黑眼圈的形成具有一定的功效。現代人大多營養過剩，因此建議一天食用雞蛋不宜超過兩顆，食用時以白煮蛋為最適宜。而瘦肉、奶類製品及水產等也有助於減少黑眼圈的形成。胡蘿蔔中的維生素 A 可以維持上皮組織正常機能；富含維生素 C 的水果可以增強血管壁的功能，促進色素代謝，改善黑眼圈；而芝麻中所含的維生素 E，對眼球和眼肌具有滋養作用；海帶富含鐵質，可以促進血紅蛋白增加，增強眼周皮膚輸送氧分和營養的能力，這些都具有改善黑眼圈效果。

此外，應避免抽菸及過量飲酒。至於每天面對電腦的上班族，電腦輻射可能造成黑眼圈，不妨多喝綠茶，因為綠茶中含有特異性植物營養素，也可以有效地改善。

上班族保眼食譜

　　電腦與現代人的生活息息相關，不僅工作時要經常使用電腦，就連休閒娛樂、上網購物、財務管理、交友……等等也都要靠電腦來解決。正因為電腦與生活如此緊密結合，許多人在使用電腦時經常流連忘返，為之廢寢忘食，可能一連使用數小時甚至於數十小時，而長時間不正確及過度的使用結果，使得一些電腦使用者產生了某些共通的不適及病症，統稱為「電腦族症候群」。「電腦族症候群」可能包括了一系列的症狀，如腰酸背痛、頸部酸痛、眼睛酸痛、視力模糊、頭暈頭痛、注意力不能集中、手部發麻及關節緊繃、腸胃不適、消化不良、營養不均衡、肥胖、便秘、痔瘡及泌尿道感染等等。

電腦族如在水份補充不足、營養不良、缺乏維生素的狀態下工作，身體對輻射的抵抗能力會下降，就容易罹患疾病。而過度用眼緊盯螢幕不僅會導致眼睛疲勞酸痛，嚴重者可能損傷眼睛，因此，飲食上要多選保護眼睛的食物，多補充含有豐富抗氧化、抗自由基的維生素Ａ、Ｃ、Ｅ、Ｂ群及類胡蘿蔔素的水果及食物，如此，可減少眼睛的乾澀、增進眼球修護能力，進而保護眼睛。而眼睛的相關疾病如：乾眼症、畢氏斑點、夜盲症等，都被發現與維生素Ａ缺乏有關。

　　維生素Ａ最常見的功能是在暗光下保持視力，當身體的維生素Ａ不足，則會導致眼睛感受從亮處到暗處的適應力降低，因此飲食中攝取足量的維生素Ａ或胡蘿蔔素可保持眼睛的正常功能。常見富含維生素Ａ的食物有：魚肝油、胚芽、黑豆、牛奶及奶油等奶類製品、蛋類、胡蘿蔔、南瓜、紅甘藷、番茄、哈密瓜及各種綠葉蔬菜（如菠菜、空心菜、川七等），而豬肝中也富含維生素Ａ，具有補肝養血，明目潤燥，因此常食可改善視

力，特別留意的是補充維生素 A 時要跟脂肪一起食用，由於它們是脂溶性的維生素，須溶解在脂肪中。

維生素 C 則常見於：芭樂、奇異果、木瓜、柳丁、橘子、葡萄柚、草莓、芥蘭、綠花椰菜、菠菜、番茄等，因維生素 C 怕熱怕光線，建議生吃營養素才不會容易流失。維生素 E 的來源包括：橄欖油、黃豆油、花生油、葵花子油、核桃、杏仁、腰果、花生、松子、葵花子、小麥胚芽等。維生素 B 群缺乏時，容易產生神經病變，眼睛也容易畏光流淚。其來源有：糙米、胚芽米、全麥麵包、肝臟、瘦肉、酵母、牛奶、豆類、綠色蔬菜等。類胡蘿蔔素對眼睛健康的貢獻也不可忽略，因此宜多攝取補充類胡蘿蔔素類食物，類胡蘿蔔素的來源包括：南瓜、綠花椰菜、紅蘿蔔、甘藷、玉米、青辣椒、番茄、木瓜、芒果、哈密瓜、西瓜、杏桃、甘藍菜、芥蘭菜、芥菜、西洋芹等。

雖然抗氧化的維生素 A、C、E 廣泛存在於天然食物中，但現代人的飲食多了太多加工的過程，使原本可

自然獲得的抗氧化成份破壞殆盡，例如高溫加熱使維生素 C 遭受破壞，精緻白米去除胚芽減低維生素 E 的攝取等，皆使得食物中的抗氧化維生素攝取不足。尤其是現代人遭受環境污染、飲食失當、生活壓力等自由基傷害的機會日益增高，平時更應多補充下列含抗氧化成分的營養補充品（如葉黃素、玉米黃質素及花青素）。

葉黃素可改善老化引起的視力惡化，它天然存在於深綠色葉菜類，如甘藍菜、菠菜、綠花椰菜中，研究發現服用葉黃素的病患能明顯改善視力，平均每天攝取 6 毫克的葉黃素可降低眼球黃斑性退化風險率高達 43％。

此外，可多吃枸杞子，因枸杞在中醫有「明目」，主治視力減退的功效，正因枸杞子中含有大量的玉米黃質素（5 毫克 /l00 克），可以高度地集中在黃斑部，達成護眼效果。花青素可以增進夜間視力減緩黃斑部退化。在紅、紫、紫紅、藍色等顏色的蔬菜、水果或漿果可取得，如：紅甜菜、藍莓、蔓越莓、黑櫻桃、葡萄、李子等。

對於三餐飲食之調配，早餐應注意充分營養，以

保有一天旺盛之精力，並有足夠的熱量。中餐應多吃富含蛋白質的食物，如瘦豬肉、牛肉、羊肉、雞鴨、動物內臟、各種魚類、豆類及豆製品。而晚餐宜清淡飲食為主，多吃含維生素高的食物，如各種蔬菜，飯後吃新鮮水果。

現今不論是學生或坐辦公室的上班族，許多人每天的工作都須要使用大量的眼力，長久下來，都會產生嚴重程度不一的眼疾。均衡飲食是維持身體健康所需，同時也是視力保健的不二法門，要有明亮的雙眸，必須從均衡飲食做起。但是，除了靠健康的飲食及適量補充營養品外，矯正坐姿、與螢幕或書本保持「安全距離」、改用液晶螢幕，在工作使用電腦一至二個小時後，別忘了起身活動伸展一下，順便做眼睛的保健操或按摩，避免長時間暴曬於強烈紫外線下，記得配戴太陽眼鏡，減少眼睛暴露於污染空氣的時間等，這些方式都可減少眼睛的傷害。有雙明亮健康眼睛，可以幫助您更順利地追求更加光明的前途與未來！

護眼 Q&A

Q：如果是近視很深的電腦族，食補也看得出成效嗎？

A：不管是否患有近視或近視度數的深淺，當用眼過度、
接受外界刺激或紫外線的照射等因素，可能使眼睛產
生乾澀疲勞、視線模糊、組織老化或視神經傳導遲緩
等問題。除了透過眼科醫師的診療，養成良好且正確
使用電腦的習慣，其實適當補充眼睛必需的營養素，
在保護眼睛的過程中也是非常重要的輔助療法。特別
是高度近視的患者，更不可忽略眼睛食補的重要性。

第三章

年長、銀髮族篇
（46-80歲）

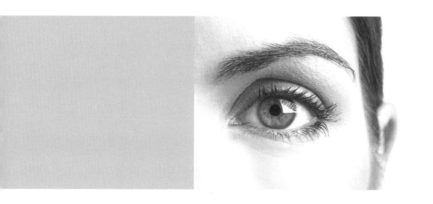

老蚌生「珠」
認識白內障

　　水晶體位於眼球內，在虹膜與玻璃體之間，年輕時，在正常的情況下水晶體是一個雙凸狀的透明體，當光線透過角膜後，須經由水晶體的折射，將影像清晰地聚焦在視網膜上，就好像照相機的鏡頭使光線聚焦在底片一樣。當原來透明的水晶體產生混濁，會阻擋光線的通透，造成視覺模糊，進而影響視力，導致視力障礙時，這種情形即稱為「白內障」。

　　白內障通常可分為先天性及後天性兩種，其中又以後天性的老年性白內障最為常見。老年性白內障是因晶體老化的現象，隨著年齡的增長，水晶體會慢慢產生硬化、混濁及蛋白質變性，據統計資料顯示，白內障罹患

率，50歲以上有60％，60歲以上有80％，70歲以上更高達90％以上，所以老年性白內障可說是老年人很普遍的疾病。在台灣，每年至少有11至12萬以上的病人因白內障而接受手術。其他造成後天性白內障的原因還包括因代謝性（如糖尿病、甲狀腺疾病等）、外傷性（車禍、鈍器傷害、尖銳物品的穿刺傷）、併發性（如虹彩炎、青光眼、網膜色素病變等疾病）或藥物性（長期使用類固醇等藥物）引起。先天性白內障則多見於家族遺傳性疾病或母親懷孕期間感染德國麻疹等疾病之嬰幼兒。

　　白內障形成後既不痛也不癢，白內障早期的症狀可能是視力逐漸模糊、色調改變、對光敏感、複視、需經常更換眼鏡、夜間視力變差，以至看到的事物會褪色或變黃。初期白內障可能會改變屈光度，使眼睛變成「近視」，導致遠的看不見，近的卻看得很清楚，老花眼現象可能因此改善，稱為「第二視力」，但隨著白內障惡化，視力會再度漸漸模糊。水晶體混濁如果僅限於中心部位，則會有看近物時或於強光下視力變差的現象。一般

老年性白內障會隨著年紀逐漸惡化，最後只能在眼前辨別手指或僅剩下光感的視力，嚴重者可能導致失明。

　　一般而言，白內障的治療仍以手術治療為主，在藥物治療方面，市面上有許多號稱可溶解或使白內障進行延緩或停頓的眼藥水，實際上其效果仍未確定，也無法將白內障完全消除，因此，手術治療是白內障目前唯一且有效的治療方式。一般建議視力低於 0.4 以下且無法以眼鏡矯正，或雙眼差距過大（超過兩百度），雖然可單眼矯正，卻無法雙眼同時戴用眼鏡，也可考慮用手術來治療。

　　白內障的發現及診斷已有一千年多年的歷史。古典的手術方式，東方稱為「金針撥障術」；西方則是「針刺手術」。當然這些手術方法早已經被淘汰。在上一世紀早期用的是水晶體囊外摘除，30 年代以後改為水晶體囊內摘除，60 年代又出現一種現代的水晶體囊外摘除，後來才有了現今最常使用的超音波晶體乳化手術。隨著醫學的進步及儀器技術的發展，眼科手術已進入顯微手術的

時代，人工水晶體的發展更使得白內障手術後的視力更臻於完美。目前之手術均是將混濁之白內障摘除，留下水晶體後囊，再植入人工水晶體。如此手術後既使不戴眼鏡，亦能有相當視力。日後若再發生視力模糊，可能由於留下的那層薄薄的後囊再生混濁，臨床上稱為「續發性白內障」，此時只要用雷射切開，不必再進入手術室手術。

目前對於白內障雖然沒有非常有效的預防方法，但是卻可以及早發現，避免不必要的併發症，所以高危險群最好要定期接受檢查，以免白內障的情況迅速惡化，導致失明。

各類型的白內障應採取的預防措施

對於先天性白內障，母親於懷孕期間特別是胚胎眼睛發育的階段，即妊娠前 3 個月內，應慎防感冒、發熱、風疹、蕁麻疹等，一旦發病，應在醫生的指導下用

藥，以免對胎兒造成不可逆的損害；外傷性白內障的預防，除了要注意眼睛的防護，防止機械性、放射線對眼睛的傷害，留意兒童不要使用尖銳的物品嬉鬧或玩危險的玩具；針對代謝性或併發性白內障，應當積極治療原發性疾病，如糖尿病者應嚴格控制血糖，；慢性葡萄膜炎者應積極尋找病因，澈底治療並預防復發，；老年性白內障是多病因的疾病，原因十分複雜，包括自由基的影響，例：紫外線及離子照射、毒性物質等，營養、代謝、內分泌變化、環境因素等造成晶體內的可溶性蛋白變性，因此，預防方式應依據情況並注意營養。

對於初期白內障患者於日常生活中應如何保養雙眼，以延緩白內障的惡化呢？在此提醒您注意以下幾點：

1. 採取必要的防護措施

長時間暴露於過強的紫外線是誘發白內障的主要原因之一。根據一項研究指出，每日多曬 1 小時的陽光，

持續一年其罹患白內障的危險性會增加 10％，而戶外的工作者（如農夫、漁夫或工人等）罹患白內障的機率是一般人的 3 倍。因此，夏日出門時應配戴有效防紫外線的太陽眼鏡，或戴遮陽帽或打遮陽傘，即使是春秋兩季在陽光強烈照射時出門，或冬季滑雪時，也應該戴太陽眼鏡。而從事電焊工作或在紫外線日曬機內作日光浴時，也要隨時注意配戴防護鏡。

2. 飲食應補充富含豐富蛋白質、鈣及微量元素，多食含維生素 C 的食物（如檬檸、柑橘、葡萄柚等）

　　根據日本官方的一項調查分析，對四萬人進行維生素 C 與老年性白內障的關連性調查，結果顯示，從食物中攝取較多維生素 C 的人罹患老年性白內障的機率大約可降三、四成，其原因是維生素 C 具有防止水晶體蛋白質過氧化的功效。此外，也可適當補充谷胱甘肽、維生素 B_1、B_2、E 和微量元素硒等。此外，應多補充水分，因人體於脫水狀態下，體液的正常代謝會發生紊亂，產

生異常的化學物質損害晶狀體，導致白內障。

3. 積極防治慢性疾病

包括眼部的疾患及全身性疾病。尤其是糖尿病最易提早併發白內障，因此要及時有效地控制血糖，追蹤糖化血色素，防止病情進一步的惡化。

4. 減少或戒除抽菸頻率

吸菸與白內障的關連性早已被證實，因此，有菸癮者應及早戒菸或減少抽菸的頻率。

5. 要有充分的休息及睡眠

當用眼過度後應適當地放鬆，久坐工作者應每小時起身活動 5 到 10 分鐘，望遠凝視或做護眼保健操。

有了白內障，就應該定期到眼科檢查。白內障初期並不需要手術，可以嘗試配戴眼鏡或藥物治療，雖然藥物治療只能緩解症狀，而不能達到真正治癒的目的，一

旦視力模糊影響到日常生活就可以考慮接受手術了。千萬不要等到「全熟了」才要開刀，因為晶體乳化術雖是既安全又有效，但碰到全熟的白內障，手術難度就大大提高，反而容易發生問題。況且全熟的白內障還可能併發葡萄膜炎及青光眼，增添治療的困難與風險。

身為一個眼科醫生，我們衷心希望所有的國民都有一雙明亮的眼睛。眼睛是靈魂之窗，我們希望所有的眼睛都是明亮的，但是如果您有了眼病，希望您早日就醫，恢復您良好的視力。祝福每個人都有一雙明亮的眼睛。

護眼 Q&A

Q：白內障從外觀就能觀察得知嗎？

A：白內障無法直接由外觀的觀察來診斷，除非是過熟型的白內障，經由肉眼就可看出。白內障的診斷在門診會利用裂隙燈確認水晶體混濁的形狀、位置及程度。一般民眾常常將白內障與眼翳混為一談，實際上「白內障」與「眼翳」完全無關，白內障是指水晶體的混濁，阻擋光線進住眼睛，而眼翳是眼白上方、結膜下方增生的組織。

Q：白內障不治療是否會造成失明？

A：在白內障的進展過程中，如果不及時治療，會引起很多嚴重的併發症，如續發性青光眼、虹彩炎等，這些眼疾多發生在白內障的中晚期，如到了膨脹期及過熟期，不僅會引起視力嚴重衰退甚至失明，有時也可能造成嚴重的眼內炎，導致眼球萎縮；有的病患因眼睛長期疼痛無法忍受，最後不得不接受眼球摘除。

讓您的眼睛獲得新生
白內障手術及人工水晶體的
最新進展

　　隨著醫學的進步及儀器技術的發展，眼科手術已
進入顯微手術的時代，在白內障手術方面，人工水晶體
的快速發展更使得白內障病患於手術後的視力更臻於完
美。目前使用的白內障手術方式包括白內障囊外摘除術
及超音波晶體乳化術。

　　傳統的「白內障囊外摘除術」，需等待白內障水晶
體硬化到某一程度（即所謂熟了），且拖到視力很差時
才開刀。一般是在眼球後方的眼窩注射麻醉藥後施行。
手術時於眼珠黑白交界處（輪部）作一個約 1 公分的切
口，切開前囊，於白內障硬核擠出後，吸掉所有的囊內
物質，再置放人工水晶體於囊袋內，然後再用細尼龍線

縫合傷口即完成。此種手術效果很難預期，因手術傷口大、易感染、會引起術後高度散光、安全性與成功率普遍較低、手術後病患需長期休養，造成工作與日常生活的不便。因此，此手術方式已逐漸被淘汰。

　　現階段的白內障手術多採用最先進的「小切口超音波晶體乳化術」，此項手術雖然早在 1967 年由美國眼科醫師 Dr. Kelman 首次使用發表，但直至 80 年代末期小切口超音波乳化術的技術，才因儀器的不斷改良及技巧的突破而趨於完善，使得白內障手術進入另一個新的紀元。此種手術是使用超音波晶體乳化儀，在局部點麻醉眼藥水下即可施行。方法是由眼球輪部作一約 0.2 至 0.3 公分的切口（目前最小可達 0.12 至 0.18 公分），撕開前囊後，以一口徑如原子筆心大小的乳化探頭伸入眼內，利用探頭的超音波震動頻率將晶核乳糜化成碎片後吸出，並吸除所有囊內物質，由原傷口置入摺疊式軟式人工水晶體即完成，傷口小甚至不須縫合。新式的超音波晶體乳化術不但傷口小、視力恢復快，且可以大大的減

少術後散光及疼痛感，絕大多數的病人手術後可獲得良好的視力，是目前白內障手術最佳的選擇。

有些人誤傳白內障只要用雷射即可，不需要手術，那是嚴重的誤傳，把「超音波晶體乳化術」當成為「雷射手術」，其實兩者完全不同。一般白內障手術均在手術室內進行，以精細之針刀或鑽石刀切一小切口應用超音波技巧將混濁的晶體震碎乳化吸出，並植入新的人工水晶體；而所謂「雷射手術治療」，是指白內障手術後幾個月至數年，因為後囊再度混濁，形成一層薄膜，稱為「後發性白內障」，這種薄膜可利用雅各雷射方式切開破壞此膜，以恢復視力。近年來，有儀器公司發展以雷射能量取代超音波進行白內障晶體乳化術，但此技術效果仍待評估中，因此，至目前為止，沒有任何一項雷射技術可以完全治療白內障。

白內障手術前應作應作眼部一般檢查（包括裸視、矯正視力、驗光、眼壓、視網膜眼底檢查）及人工水晶體度數之計算。白內障手術一般採用局部麻醉即可，但

糖尿病或高血壓患者需將血糖、血壓控制穩定後才接受手術。手術後 1 至 2 個月內應避免提重物及激烈運動，刺激性的食物或菸酒也應避免。手術後早期應每星期回診一次，並戴上眼罩保護眼球，若有更加紅腫、疼痛、視力減退等現象，應立即回診。一般手術後 2 至 4 週，視力可漸穩定。任何眼部的手術都可能產生併發症，一般眼內手術併發感染機會約千分之一，必須立即治療。其他併發症，如眼壓持續升高、葡萄膜炎、黃斑部水腫或視網膜剝離等，但很罕見。

關於人工水晶體的演進，最早是 1949 年時，英國眼科醫生 Harold Ridley 發明並植入首片人工水晶體，但此聚甲基丙烯酸甲酯（PMMA）的硬塑膠材質人工水晶體被植入眼內後，容易發生偏離視軸，即所謂的「偏位現象」而需要被取出重新放置。1978 年，為了配合「囊外白內障摘除術（ECCE）」，發展出可以放置於水晶體囊袋內的硬式人工水晶體。隨著手術技巧的進步，小切口白內障手術越來越普及，再加上對小切口的要求，於

1982 年時研發出「可摺疊式人工水晶體」，就是可將人工水晶體摺疊成原本大小的一半，其摺疊後的大小就可以利用較小的超音波晶體乳化切口來植入。一旦可摺疊式人工水晶體被放入水晶體囊袋中，就會慢慢伸展開並恢復至原先大小。可摺疊式人工水晶體利用各種柔軟的材質來製作，讓其可以很容易地被摺疊。第一個被用來製作成可摺疊式人工水晶體的材料為矽膠（Silicone），但是因為矽膠材質本身容易纖維化，如果手術過程中未進行處理，可能容易產生一些併發症（如二次白內障、偏位等），甚至還有因為材質本身引起的發炎、變黃等現象，而需要再次手術取出變質的矽膠人工水晶體。

　　人工水晶體的功能主要是在白內障手術患者移除混濁水晶體後，取代原來的水晶體。所以人工水晶體必須長時間留在眼內，因此需要有良好的生物相容性，將術後不良反應降至最低，以及必須能夠長時間穩定地固定在眼內，不偏移，才能維持良好的視力。雖然人工水晶體的種類有很多，但所有人工水晶體都有其共通的基

本架構，主要分為兩個部分—通常都是由圓形鏡面，有如眼鏡的鏡片是有度數的（稱為水晶體本體）及兩條將圓形晶體固定在眼球中央的臂狀物（稱為支撐腳）所組成，前者用於折射光線，後者則為固定位置、避免偏移。所以鏡面或是支撐腳的好壞都會直接或間接影響患者術後視力的好壞。目前市售產品，有的採三片設計，即本體一片、腳兩片加以黏合，但較易偏位，引起光暈、眩光等問題，嚴重者甚至須重新植入；相較之下，一體成型的人工水晶體就較少偏位的疑慮。

新材質的人工水晶體在 1994 年時上市，使用「非親水性 Acrylic 材質」，利用其柔軟、可摺疊的特性，讓人工水晶體容易透過小切口而被植入眼內，並展開放置於固定位置上。更重要的是沒有矽膠人工水晶體的回彈力，可避免因人工水晶體回彈而造成組織的傷害。根據研究顯示非親水性 Acrylic 材質的人工水晶體不但具有可摺疊的特性，且為目前市面上生物相容性最高、二次白內障發生率最低的人工水晶體。

隨著材料科技的進步，人工水晶體的研發亦有新的進展，從最早的一般材質，演變到可濾除紫外線，前幾年則進步到黃色人工水晶體，可以將有害視力的高能量「藍光」一併濾除，視力保護效果更佳。標榜減少像差問題的「非球面」人工水晶體，又成為臨床技術的新話題，因非球面人工水晶體研發成功，可提昇病患的對比敏感度，減少光暈、眩光的問題，大幅提升病患的視覺品質。傳統的人工水晶體多屬單焦點，術後可能還得使用老花眼鏡，近幾年則發展出多焦點的產品，看遠、看近都方便，不必依賴眼鏡；目前多焦點人工水晶體有兩種設計原理，分別是「繞射」及「折射」，各有其優缺點，繞射設計的人工水晶體是雙焦點，可以看遠及看近，但中近距離的效果較差，因此對於術後必須長時間打電腦的中年白內障病患而言，並不能得到非常滿意的視覺品質。折射設計的人工水晶體則是漸進多焦點，遠、中、近都可以看得清楚，但發生眩光的機率較大，且看近物時效果不如繞射來的好，因此，一般來說，雙

焦點的繞射人工水晶體適合閱讀工作較多、對近距離要求較高的病患，而手術後需全程視力的人最好植入漸進多焦點的折射人工水晶體。當然，目前有些醫師會建議一眼使用繞射而另一眼使用折射的人工水晶體，臨床上效果還算相當不錯。

東方人一般眼球較小，有些高度遠視合併過度成熟的白內障，可能會引起晶體性青光眼，故不宜等到白內障過熟時才接受手術，以免發生合併症。超音波手術雖然是先進的技術，但並非每位患者均適用，過熟過硬之白內障仍宜採用傳統之手術方式較安全。而人工水晶體的選擇上，要配合詳細的術前檢查，了解平日用眼的習慣，若兩眼都必須接受手術時，建議先開一眼，看看術後的狀況，再選擇另一眼的人工水晶體，通常兩眼間隔時間約 2 至 4 週較適宜。切記，並非越貴的人工水晶體才是越好的，唯有挑選最適合自己的人工水晶體，才是最佳的選擇，因此患者必須經過詳細的諮詢並與醫師充分討論，完全信賴您的眼科醫師，才能在術後得到最滿意的結果。

護眼 Q&A

Q：白內障手術需要多少時間？費用昂貴嗎？

A：目前大多數的病患是在局部麻醉下接受白內障手術，僅有少數是全身麻醉（如幼童或是手術過程可能亂動不受支配者），一般手術時間包括術前的消毒準備工作大約 20 至 30 分鐘，左、右眼手術須分開執行。目前國內白內障手術採論病例計酬方式，健保局支付醫療院所的費用部分已包括手術技術費、衛材及植入的基本款人工水晶體。至於特殊功能性的人工水晶體病患則必須自行補差額，一眼的費用約二至六萬不等。至於病患適合哪一類的人工水晶體，必須依據個人的生活習慣與用眼方式，與您的眼科醫師詳細討論後決定。

Q：白內障手術的成功率如何？

A：隨著眼科顯微手術技巧與醫療設備的精進，白內障手術已經是一種成功率高且安全的手術。根據國內外的統計，白內障手術是現今施行成功大約百分之 95 至 99，但凡是手術仍有一定的風險存在，並非百分之百，所以手術前應與醫師充分討論，詳細了解此手術方式的優缺點、適應症、併發症及成功率等，術後配合醫師做後續的照護與治療，如此才能有一個完美的結果。

現代視力新頭號殺手

老年性黃斑部病變

顧名思義，「老年性黃斑部病變」是因老化造成視網膜黃斑部的退化性眼疾，老年人為黃斑部病變的高危險群，由於現代美容醫學的發達，許多50、60幾歲的人外表雖然看似年輕，但老年性黃斑部病變的問題已悄悄找上門，引起的視覺上障礙。視力的損傷是導致老年人需要長期看護的主要原因；因此老年性黃斑部病變已成為目前相當受到關切的眼疾之一。

「黃斑部」位於眼球正後方視網膜中央的無血管凹陷區，提供中心視力，為視覺上最敏銳的部位。臨床上，老年性黃斑部病變依是否產生脈絡膜新生血管，可分為濕性和乾性兩種類型。年齡增長使得視網膜上的細

胞漸產生隱結沈積物堆積於視網膜底層，同時色素細胞層也發生病變，此稱為乾性病變，此病變不會形成脈絡膜新生血管，通常對視力影響較小，但時日一久，仍有可能惡化為濕式病變。而濕性病變合併有脈絡膜新生血管，導致黃斑部的感光細胞遭受破壞，因新生血管的結構並非正常的血管，非常脆弱，反覆出現滲漏及出血等現象，造成視力嚴重且急速減退，經過數星期到數個月，中心視力會快速扭曲變形和喪失，影像中心變暗及模糊不清，最終造成視力喪失，通常是兩側性發作，且一旦在一眼發病，另一眼也有較高的發病率；因此，濕性病變遠比乾性病變對視力更具威脅性。

造成乾性病變的病因目前尚不明，但隱結沈積物的形成是可能的原因；濕性病變的主要原因是血管新生。**老年性黃斑部病變的致病危險因子，目前只有高齡老化和抽菸證實會增加其危險性**，隨著年齡的增長盛行率越高，而抽菸會使得初期的症狀惡化成重度的黃斑部病變，而發生率也與抽菸量也成正相關，甚至戒菸 15 至

20 年後仍有致病風險。另外也與種族、家族病史、高血壓、高血脂、長時間強光照射及白內障手術等相關，但其影響性尚待證實。

許多黃斑部退化的病患發病之初並不以為意，直到視力變得很模糊或感覺視力快速扭曲變形時，才想到要找眼科醫師。其實眼科醫師在病情早期即可透過眼底鏡檢查發現黃斑部病變的存在。除此之外，進一步的檢查可有效分辨黃斑部病變的嚴重程度及範圍，如螢光血管攝影及光學同調斷層掃描（OCT）等。螢光血管攝影可明顯地分辨任何複雜不正常的脈絡膜新生血管，其作法是在手臂靜脈內注射顯影劑，在 5 到 10 秒後，連續拍攝視網膜的照片，而螢光劑停留在身體內的時間很短，會經由腎臟快速排出，但顯影劑會使得尿液變為橙紅色，並可能使皮膚稍為變黃，持續時間約 24 小時。光學同調斷層掃描利用光波掃描，經由反射的光波精確測量欲掃描組織的距離，OCT 的高解析度影像與視網膜厚度檢查，有助於了解黃斑部病變的構造變化與診斷；且較容

易測得黃斑部水腫情況和變化，為非侵入性的檢查，在追蹤病情上很方便，然而螢光血管攝影可協助了解動態的滲漏，兩者是無法相互取代的。

就治療方式而言，對於乾性的病變，無專一且有效的治療方式，只有減緩惡化的物質，若病情逐漸惡化視力亦會隨之下降且苦無對策。因此只能建議病人少抽菸，外出時配戴太陽眼鏡以減少強光的傷害，平常多補充抗氧化物、鋅及葉黃素等健康食品。抗氧化物能藉由限制吸光中產生的自由基，來預防視網膜細胞的傷害。濕性的老年性黃斑部病變的病情變化常來勢洶洶，病患的黃斑部常出現新生血管增生而造成出血，滲出物及積水增加而導致視力惡化，但目前卻有許多新的治療方式可以改善病情，包括雷射治療或眼內藥物注射療法。雷射治療方法包括傳統的雷射光凝固治療、經瞳孔雷射熱療法、雷射光動力療法。但是不論那一種方式均無法使視力完全復原。

目前常用的治療方式

1. 傳統雷射光凝固治療

　　此種雷射主要乃是利用較高強度的熱雷射造成脈絡膜新生血管的凝集，其目的只於遏止疾病的進展，適用於距離黃斑部中心點較遠的脈絡膜新生血管，雷射光除了破壞新生的血管外也同時破壞鄰近的視網膜組織，造成永久性的盲點，過去已有因此種治療而造成視力急劇喪失的案例報告，所以限制了此治療的可行性，目前採用此方法的醫師逐漸減少。

2. 經瞳孔光熱療雷射

　　簡稱 TTT，使用一種較低雷射能量之遠紅外光，因波長較長，可治療較深層的脈絡膜，使得新生血管萎縮，以期減少對視網膜黃斑部正常組織的傷害破壞的作用，達成對新生血管之治療，對於復發或治療反應不佳之病患仍可改變雷射能量及治療位置進行再次治療，依

然相當安全而無合併症，甚至多次治療也不減少對其視力影響的安全性。相較於老年性黃斑部病變之自然病程或傳統雷射，提供了另一種治療脈絡膜新生血管的新選擇，至於高度近視黃斑部病變的患者亦有 75％的治療效果，能幫助患者達到視力穩定不再惡化的結果。

3. 雷射光動力療法

簡稱 PDT，是另一種比較新的雷射治療方式。可運用在緊鄰黃斑中心或位於黃斑中心正下之典型或隱藏性新生血管。其方式是注射一種光敏感藥物至患者的血管內，此種藥物會高濃度地積聚在患者眼內脈絡膜新生血管上，且只會對特殊波長的光線產生激化，對於正常組織則完全沒有作用，所以相對的也更加安全。在注射後幾分鐘利用紅色波長之雷射光照射黃斑部病灶處，以引光化學之氧化效應以破壞新增生的血管內皮細胞進而摧毀新生血管，因可針對新生血管組織作選擇性的破壞，不會傷及鄰近之正常組織，這種方式所用的能量又較經

瞳孔光熱療雷射更低。比起傳統之光凝固療法，PDT能保留較佳的視網膜機能且不會引起中心暗點。光動力療法能有效減少50％之老年性黃斑部病患失明之機率，不過有部分人於治療後仍復發新增血管，必須再施予第二次，第三次之光動力療法或合併其他方式治療。

4. 眼球內注射類固醇（TA）或血管內皮生長因子抑制劑（Anti-VEGF）

此兩者均能明顯地抑制新生血管之增殖，減少黃斑部水腫以改善視力，在臨床上有令人驚豔的成效，但不管是哪一種藥物，常在注射一段時間後，病情仍可能復發需要反覆地給予注射，在副作用方面，約低於1％的患者出現眼內炎。此外，高血壓、心肌梗塞與腦血管病變等問題也須特別注意，對於眼球週邊有感染性發炎或對藥物過敏的病患則應避免使用。而且在注入類固醇者有1/3之患者會引發眼壓升高及白內障，而注射Anti-VEGF者病人需自費負擔費。儘管有上述缺點，但病人

還是樂於選擇定期注射便宜之抗血管內皮細胞增長因子（如 Avastin）。

5. 合併治療法

例如合併 PDT 以及眼球內注射 TA 或 Anti-VEGF，有加成效果，但手續較為複雜，其結果各大醫療單位正在統計中。

既然年齡增長與家族遺傳是病情惡化的兩個危險因子，這兩者都是難以避免的，那麼是否有其他方式可以預防黃斑部病變呢？那就是趕緊戒菸，根據流行病學的研究發現，仍在抽菸的人罹患黃斑部病變的機率是不抽菸者的 2 至 5 倍。此外，要好好控制血壓及血脂，避免強光直接照射眼睛，外出時應配戴防紫外線的太陽眼鏡，平日多攝食富含維生素 A、C、E、氧化鋅、葉黃素和胡蘿蔔素等抗氧化功能的食物或營養食品。老年性黃斑部病變會影響老年人之生活品質，但是如果能在飲食上、生活習慣上加以改良且尋求醫生之意見及幫助，仍

然能有效的控制病情。

老年性黃斑部病變已是導致歐美老年人口失明的主要原因之一，然而其有效治療方式於最近數年才開始蓬勃發展。現在我國已正式邁入高齡化的社會，國人對於此種會失明的疾病並沒有充分的認知，宣導此方面的知識及預防治療概念，實乃當務之急。對於 50 歲以上的民眾，若具有多個危險因子，應定期接受視網膜眼底檢查。此外，平常可自我檢查，交互遮蔽雙眼比較視力是否相同，注意遠方牆壁或掛圖的直線是否扭曲變形，如果發現有單眼視物扭曲變形，視野出現中央暗影甚至任何區域變得模糊或不完整等現象，便可能是嚴重黃斑部病變的前兆。尤其是黃斑部病變經常是兩眼先後受到侵犯，一眼發病後，另一眼發生的機會會比一般人多很多。當發現有上述症狀時，應即刻尋求眼科醫師的檢查並積極接受治療。

護眼 Q&A

Q：年輕人就不會有黃斑部病變？

A：最常見的黃斑部病變的型態，稱為「老年性黃斑部病變」，最常發生在 50 歲以上的婦女，通常由單側先發生，最後造成雙眼視力嚴重衰退，引起工作或日常生活行動不便。真正的致病原因仍不明，但分析發病族群及發生的原因，可能與長時間強光的照射、細胞過度氧化及年齡相關。而長時間在烈日或強光下工作者，如農夫、漁夫、攝影師、電焊工等，發生率較一般人為高；另外，紫外線或生物化學製劑的刺激，使得視網膜細胞遭受破壞，產生大量有害的過氧化游離物質，引起黃斑部的水腫及變性，也容易導致黃斑部病變。有的黃斑部病變為特殊體質，也可發生在年輕人。此外，高度近視、長期吸菸、眼部外傷、感染、炎症等因素，也會傷害黃斑部的組織。

視力的隱形殺手
認識青光眼

　　在眼球前部，有一種透明清晰的液體充滿前房及後房，我們稱為眼房液，它維持眼球內正常的壓力（此稱為眼壓），以免眼球塌陷。它可以不間斷地流經眼內，好比是整日開著水龍頭的水槽，若排水管發生阻塞，水就會積在水槽內，如果眼內的引流系統也發生障礙，眼內的液壓就會增加，造成眼壓升高而導致視神經受損。

　　眼房液由睫狀體突分泌至後房，經瞳孔邊緣流進前房，再由前房隅角的小樑網排出到眼球外，進入血液循環。正常情況下眼房液的分泌與排出於呈現平衡狀態，使得眼壓維持在 10 至 21 毫米汞柱高之間。

　　那麼青光眼到底與眼房液有何關聯性呢？因病患的

眼睛看起來是青綠色的，在日本青光眼又稱為「綠內障」。青光眼可能發生於任何年齡層，如同視力的「隱形殺手」，它是造成成年人失明的主要原因之一。當某些因素造成眼房液分泌增加或排出受阻時，就會導致眼壓升高。若眼壓值超過正常眼睛所能忍受的程度時，就會使視神經受到損害，於是在視野上出現缺損，這就是青光眼。青光眼雖然不會傳染，也不會危及性命，但是若沒有盡早發現並良好控制眼壓，病情將逐漸惡化，視神經受損狀況將愈來愈明顯，視野缺損的程度也會漸漸擴大，最後將導致視力喪失造成失明。

　　大多數的青光眼通常是兩眼同時或先後發生，但為何早期的青光眼不容易察覺呢？因為當我們在看一物體時，是用注意力和眼睛去看，此時這個物體就成為我們視野的中心，當視野的中心視力減退時會馬上警覺，然而視野周邊因不是我們注意的中心，視力減退時則不易察覺。罹患青光眼時，中心視力的影響多數都發生在末期，初期的影響則多由視野的外圍開始。

某些族群是屬於青光眼的高危險群，例如糖尿病或高血壓患者、高度近視、家族有青光眼病患者，若是這類族群，建議定期接受青光眼篩檢，以便早期診斷並適當的治療。青光眼雖與眼壓有密切關係，然而青光眼的患者並非全然是眼壓高的人，有少數患者為低眼壓性青光眼，因此，眼壓測量仍是診斷與日後追蹤不可或缺的一種檢查。眼底鏡檢視神經盤的凹陷及萎縮，可幫助瞭解視神經受損的程度。精密的視野檢查可看出是否出現視野缺損，其他尚包括病史的詢問，視力檢查，裂隙燈檢查眼睛構造有無改變或發炎，隅角鏡檢查以區分隅角是開放型或是閉鎖型，角膜厚度檢查可了解是否因角膜厚度過厚造成眼壓測量值誤差偏高。有時還需藉助眼壓的日差（即 24 小時中眼壓變化的情形），或暗房俯臥激發試驗等等，雖然整套的檢查相當繁瑣、費時，但病人一定要耐心配合，以便得到確定的診斷，才能給予適當的治療。

　　臨床上青光眼的分類及成因十分複雜，依前房隅角

的開放程度，可分為隅角開放性及隅角閉鎖性青光眼；依發生年齡，分為先天性及後天性青光眼；依疾病原因，又分為原發性及續發性青光眼。不同類型的青光眼會有不同的症狀與治療方式。

　　隅角開放性青光眼是最常見的類型，經常沒有明顯症狀，所以最容易被忽略，因為眼壓是緩慢地升高，病患通常不會覺得頭痛，一般是在眼科檢查或例行性的身體檢查時被發現，直到末期時，病人才發覺視力模糊不清，視線範圍變得窄縮，甚至末期中心視野只剩 5 度時才就醫，到醫院做檢查時往往視神經已嚴重受損了。此類型的青光眼也包括了正常眼壓性青光眼，所以不是檢查眼壓正常就代表沒有青光眼。另外國人用藥時接觸類固醇的機會也比別的國家多，不管是口服、注射、局部塗抹、點眼，長期使用所引起的青光眼亦屬於此類，所以須小心使用，以免遺憾終身。目前發現罹患隅角開放性青光眼的年齡有下降的趨勢，因此不可不多加注意。

　　隅角閉鎖性青光眼又稱為急性青光眼，東方人較為

常見，**其發生原因與眼睛結構密不可分**，由於角膜與虹膜間的前房距離較短淺，虹膜或水晶體較往前方凸出，眼球的前後徑較短或是眼前部的結構性異常等，這類型的青光眼比較容易急性發作，特別是在晚上的時間，通常單眼發生，發作時眼壓會急速昇高，突發視力模糊，在燈光周圍可見彩虹般的光圈、眼睛劇痛、嚴重頭痛、噁心或嘔吐等。此時，應緊急找眼科醫師診治，馬上降低眼壓，如能及早就醫，通常治療效果良好，否則可能在一、兩天內喪失視力導致失明。但臨床的症狀常常會被誤診為腸胃炎、心臟病、高血壓、偏頭痛而延誤治療時效。慢性隅角閉鎖性青光眼通常是雙眼同時影響，眼壓上昇不高，症狀較輕微且不明顯，有時甚至沒有症狀，病患常常無自覺症狀而被忽略，輕者晚上看電燈會有彩虹光圈，偶爾眼球會酸痛或頭痛，但睡覺時會覺得較舒服，進到暗房（或電影院、隧道）眼球會覺得脹痛，甚至頭痛，慢性隅角閉鎖性青光眼偶爾也可能轉成急性發作。

而所謂的續發性青光眼是指病人因使用某些藥物、眼球受傷、發炎、腫瘤或出血、遠視、白內障、糖尿病、眼內血管阻塞等疾病而產生之青光眼，因眼球內的隅角受到傷害或阻塞，因而阻礙眼房液的外流，造成眼壓昇高。**先天性青光眼是指出生嬰幼兒期或小孩時期即發生青光眼**，因眼球發育異常，房水排出通道的先天性缺陷阻塞，發生於嬰幼兒期的先天性青光眼，因其眼睛組織較成年人具有彈性，當眼壓增加，眼球會被撐大，故俗稱「牛眼」，角膜水腫而變得較不清澈，且易畏光及溢淚，通常合併眼瞼內翻及倒睫毛。不過，先天性青光眼極為少見，然而若懷疑嬰孩或兒童有上述情形，應立即尋求眼科醫師的診治，先天性青光眼的治療藥物效果不好，其採用的手術方式與成年人不同，成功率稍低，有時需要動好幾次手術。**各型青光眼末期，導致視力喪失，眼壓無法控制，眼睛非常疼痛時，統稱為絕對性青光眼**，若到此地步，也只能使用冷凍治療法或雷射破壞睫狀體以減少眼房液的分泌，控制眼壓來緩解疼痛，或

者選擇摘除眼球，一勞永逸。

　　事實上，視神經一旦受到傷害，就無法再回復。而青光眼的治療，只能算是「控制眼壓，穩定病情」使之不再惡化，而非「根治」此病。青光眼的治療，通常依其分類型態及病因有稍微不同的治療方針，通常不外乎有藥物治療、雷射治療與手術治療。藥物治療包括點眼藥或口服藥，這些藥物都是促進眼房液的排出或減少眼房液生成，以達到降眼壓的效果，使青光眼獲得良好的控制，為了有效控制眼壓，藥物需規則且連續的使用。醫師會依據病患的病況給予一種或合併使用多種藥物，其中乙型交感神經阻斷劑會影響心血管及支氣管，因此心臟疾病或氣喘的患者，應主動告知醫師。

　　此外，須遵照指示的時間、次數使用眼藥水及服藥，為達到最佳的治療效果，使用兩種眼藥間應間隔5分鐘，點完藥時壓住眼頭，防止藥水流入喉嚨而產生全身性的副作用。隅角開放性青光眼以藥物控制為首選，控制不良再考慮施行手術。雷射治療主要是利用雷射的

方法，促進排水管的暢通或前後房的流通，是一種無痛的治療方式，病患只須點麻醉眼藥水，坐著像一般眼科檢查姿勢即可，治療時間短，可避免手術危險性或延緩手術時間。在藥物及雷射均無法控制或控制不良時，才會考慮施予手術，手術治療則是重造一條新的排水管以便眼房液的流暢。近年來由於技術及設備的進步，手術成功率大大的提昇，病患也可早期接受手術治療，以確保眼壓的穩定性。隅角閉鎖性青光眼則以雷射治療為主，藥物治療為輔，如果眼壓一直控制不好且視神經有持續惡化的跡象，則必須選擇手術治療。青光眼經治療眼壓得到控制後，仍需定期檢查眼壓、視野和視神經，以追蹤病情，但不論是接受藥物、雷射或手術治療，一旦視神經已被破壞，治療後只能控制眼壓，使其不再繼續破壞視神經。而已遭破壞部分的視神經是不能再生的，許多人以為青光眼治療後即可恢復視力，這是完全錯誤的想法。

　　青光眼是一種可能導致失明而無法挽回的可怕眼

疾，35 歲以上的年齡層中約有百分之二的人因此視力受到威脅，故建議 40 歲以後每年至少須接受一次眼壓、視神經、視野等檢查，確定是否罹患青光眼，特別是家族中有青光眼病史，本身有糖尿病、高血壓等疾病或長期使用類固醇者，更應每半年檢查一次。只要早期診斷早期治療即可預防因青光眼而引起失明。所以必須定期接受追蹤及檢查，避免過度興奮、憤怒、煩惱或失眠，減少攝取刺激性之飲料如咖啡、濃茶及酒，隅角狹窄閉鎖的患者應避免處於暗室內。視野檢查每年需固定一次；長期服用類固醇藥物會使眼壓升高，使用類固醇眼藥前後，須定期測量眼壓以預防青光眼之發生而不自知。青光眼就像糖尿病和高血壓一樣，需長期的控制及定期的追蹤，隨著病情不同給予適當的治療，所以，患者最好找信賴、固定的醫師，與醫師良好配合，以便完全了解用藥的狀況與病情，使病情控制得更加理想，多一點耐心好好用藥，一旦惡化，也可早期發現，以便盡快給予最恰當的處置。

護眼 Q&A

Q：使用青光眼藥物要注意哪些事情？

A：治療青光眼時有時會出現副作用，有些眼藥水會刺激眼睛而紅眼，會出現視力模糊或偶發性頭痛等現象，通常這些情形在點眼數週後會改善。有些藥水會有全身性副作用包括影響脈博、心跳及呼吸。口服藥會造成手腳指頭麻木感、頭痛、食慾不佳、腸胃不適、昏睡及腎結石的發生，如果出現上述問題時，應盡速告知您的眼科醫師。如果本身患有心血管疾病、氣喘，應主動告知您的眼科醫師，醫師在選擇藥物時會特別注意及小心。

Q：青光眼於治療後眼睛沒有不舒服的感覺，是否可自行調整用藥？

A：青光眼經治療後必須定期追蹤眼壓，但去給醫師測得的眼壓並不代表您一天的眼壓，其實眼壓會有日夜的差異及變動，同時每一個人的眼壓安全值也不同，為了有效控制眼壓，藥物需規則且連續的使用。有些患者會自作聰明停用藥物或調整藥量及使用頻率，這是非常不智的作法，如此只會讓視神經更有機會惡化。

抓不到的蚊子？
漫談「飛蚊症」

　　「醫師，我常常覺得眼前有黑影飛來飛去，打也打不到，抓也抓不著，怎麼辦呢？我是不是視網膜剝離？眼睛會不會瞎掉？」相信眼科醫師在門診時都常會遇到病人提出這樣的問題。的確，飛蚊症是個令病患困擾，也讓醫師頭痛的病症。

　　其實「飛蚊症」是病患的一種自覺症狀，當您疲倦時或在明亮的背景下，如雙眼凝視晴朗的天空、白色的牆壁、或閱讀時，光線會將這些影像投射在視網膜上，因此在視野範圍內會出現類似蚊子或蒼蠅狀黑色或透明的點或線，甚至是蛛網狀、泡狀或塊狀飄浮物的黑影，因會隨眼球轉動而漂浮在眼前，如蚊子飛舞，故稱為飛蚊症。

那麼飛蚊症的病因為何呢？眼球構造在水晶體後方及視網膜前方之空腔充滿了一種透明的半流動膠狀物質，稱為玻璃體，玻璃體佔眼球總體積約四分之三，含大量的玻璃體纖維及水分及少量的細胞。正常時，移動性及新陳代謝都很低，其功能除了透光外，並可吸收眼球所受的外力，保護眼睛不受傷害，它與眼球壁最內層之視網膜於多處是緊密結合在一起的。玻璃體在年輕時是均勻分布密度一致的，如果因年齡老化、近視、外傷或眼球內炎性病變、玻璃體出血、玻璃體剝離、眼球內異物或視網膜血管病變，甚至寄生蟲漂浮在玻璃體內，可使其中所含的蛋白物質凝聚成不透明的點或線漂浮其中，光線會將這些混濁物投影在眼內的感光組織（視網膜）上，患者便會產生黑影或漂浮物的幻覺。隨著混濁程度的不同會以點狀、線狀、樹枝狀、蜘蛛網狀或不規則的變形蟲狀來表現。而接受白內障手術的病患，術後少數會發生續發性白內障，當接受「雅各雷射」治療後也可能產生此症狀。

一般飛蚊症的患者以超過四十歲的中老年族群及近視族群最為常見，其原因是因為玻璃體纖維發生退化而水化，殘留的纖維變性並脫離它原來的位置，漂浮在水化的玻璃體腔內。根據統計，年齡 20 到 29 歲，15％發生玻璃體水化，而 70 歲以上，水化情形會超過 70％。百分之八十的飛蚊症是因為玻璃體纖維水化引起，稱之為「生理性的飛蚊症」，或稱「良性的飛蚊症」，是一種無害的飛蚊症，數量不多時有時無，且數十年如一日，發生後其形狀與數目沒有顯著改變，僅於注視光亮處或眼睛疲勞時，出現小塊黑影漂動，是無害的，並不需要特別的治療，不過得要定期接受散瞳檢查，以確定視網膜無病變。

　　相反的，少部分患者的飛蚊症是屬於不好的「病理性飛蚊症」。往往來得突然，數量也較多，且可能伴隨視力模糊，於短時間內黑影不斷增加表示玻璃體異常混濁及纖維化，或有異常的閃光，此乃視網膜的感光細胞，拉扯過程中受到刺激，患者就會看見閃電的光影。

　　產生的原因是㈠眼球內出血，如外傷、視網膜裂

孔或合併剝離、糖尿病視網膜病變等；或是(二)眼球內發炎，如視網膜炎、葡萄膜炎、眼內炎（細菌感染）等。此外，在高度近視眼族群，水化後殘留的玻璃體纖維。也可能會與周邊視網膜緊密連黏。如過度牽扯後會將視網膜造成新的裂孔，而引起視網膜剝離而影響視力。此種飛蚊症病患約百分之 6 至 10 會引起視網膜剝離。因此，若是屬於視網膜剝離的高危險族群，一旦發現飛蚊症變明顯或嚴重時，就必須謹慎，盡快接受進一步檢查。

有飛蚊症時如何預防或治療視網膜剝離

1. 散大瞳孔做詳細的視網膜檢查

　　一旦眼前突發之黑影飄浮都應盡快至眼科專科醫師處做一次完整的眼底檢查。一般需先點以散瞳藥水，約 30 至 40 分鐘後，便可接受檢查；熟練的眼科醫師只要 1、2 分鐘便可將眼底每個角落搜尋一遍，判斷到底是「好蚊子」還是「壞蚊子」。而散瞳檢查後，會有視近物

不清楚及畏光等現象，故不可駕車或騎汽機車，以確保安全，經過 4 至 5 小時候會逐漸恢復。

2. 雷射光凝固治療及視網膜手術治療

　　若檢查時發現有格狀視網膜病變或視網膜裂孔，應該即刻接受雷射光凝固治療，將病變及裂孔處作修補，以防止玻璃體液滲入造成視網膜剝離，並可預防病灶持續擴大。而絕大部份病患在接受雷射治療後，應可避免視網膜繼續剝離，如果拉扯嚴重或裂孔剝離修補不易或剝離範圍仍在增加並影響視力時，則需立刻入院接受視網膜手術治療（冷凍治療及鞏膜扣壓術或玻璃體切除合併視網膜再附著術），並且在術後依醫師的醫囑採不同的臥姿休息及睡覺，避免提重物和劇烈運動，甚至限制長途搭車或搭飛機。

3. 定期找眼科醫師檢查

　　當確定視網膜無礙時，建議每年定期檢查一次眼

底，若在一年期間內飛蚊症狀有急劇惡化或同時有看到閃光，則隨時應至眼科醫師處再做一次視網膜檢查。一般高度近視族群容易提早產生飛蚊症，而因高度近視的眼球因拉長變大，構造較脆弱，如吹氣球般，吹得越大，眼球壁便越薄，容易產生視網膜裂孔。因此這類族群更要注意飛蚊症的變化情形，以免因視網膜破洞造成「視網膜剝離」而有失明的可能。若接受雷射光凝固治療後的病患，需每 3 到 6 個月追蹤檢查，視網膜手術治療後，則需每 2 到 3 個月定期檢查一次。

總之當你發現眼前出現飛蚊症時，先不用驚慌，應到眼科做澈底的眼底視網膜檢查，絕大多數的飛蚊症都是一種無害的症狀，不影響視覺功能及日常生活作息，只是徒增困擾罷了，要有與它和平共處的心理準備；若於短時間內飛蚊數量突然劇增或有異常的閃電光影出現時，視力驟降，黑霧擋住視線，則此警訊可能是發生視網膜剝離的前兆，或玻璃體出血的徵候，就要提早回診檢查，不該掉以輕心，避免延誤治療，造成遺憾。

護眼 Q&A

Q： 哪些人比較容易得到視網膜剝離症？該如何預防？

A： 視網膜有格子狀病變或裂孔、接受過白內障手術、有視網膜剝離的家族史、一眼曾發生視網膜剝離的病患等，都是屬於視網膜剝離的高危險群。另外高度近視也是另外一個危險因子，台灣地區近視的盛行率頗高，實在不可輕忽才是。上述的高危險群者，都應定期接受視網膜眼底檢查，若發現有不正常的視網膜變化，即可盡早接受治療。

Q： 飛蚊症需要用雷射治療嗎？

A： 「飛蚊症」是飄浮在玻璃體中之漂浮物，如果使用雷射治療，就好比對著空中之飛靶射擊，往往可能在治療時因眼睛的晃動，而造成視網膜的傷害，因此大多數醫師並不建議使用雷射來治療飛蚊症。故如果飛蚊症持續存在、高度近視，或有視網膜剝離之危險因素者，建議每三個月至半年做一次眼底檢查。

眼睛過勞死
認識「中心漿液性視網膜病變」

　　隨著生活步調愈趨緊張忙碌，壓力常常讓人喘不過氣來，諸多的身心疾病也隨之產生，眼科門診有時會發現不少中壯年男子，因長期處於緊張壓力下，視力突然變差、視物變形或變小等症狀，經診斷是罹患了「中心漿液性視網膜病變」，嚴重者可能導致永久視力衰退。病例一，林先生40歲已婚，原本是一位名氣不小的建築設計師，但平日性情急躁，由於景氣不好，待業家中已半年多，自覺壓力倍增。 病例二，張先生45歲，電子業高階主管，衝勁十足，每天早出晚歸，即便是例假日也照常工作，個性吹毛求疵，重視各種環節，自我及對團隊要求甚嚴格。 不約而同的，這兩位病患皆產生視

物變形、色彩的敏感度降低及視力模糊與中心盲點而至眼科求診。

何謂「中心性漿液性網膜症」呢？ 一般而言，病患會覺得眼前「霧霧」的，似乎有東西蒙住眼睛，視力變差，觀察眼前的直線線條會產生扭曲，物體產生變形或變小，色覺敏感度降低，有時會有難以描述的不適感。此病症主要影響視網膜的中央部位，也就是「黃斑部」，由於此處聚集了許多的感光細胞，對視力的好壞與色彩感受影響最大，一旦罹病，黃斑部會有水腫的現象。 眼科檢查發現在「眼前部」與「視神經」方面都正常，眼底「視網膜」散瞳檢查會發現黃斑部水腫，進一步以眼底螢光眼底血光攝影檢查可看見黃斑部視網膜色素上皮細胞產生滲漏，引起黃斑部漿性視網膜剝離。以牆壁滲水作比喻，當牆壁滲水時壁紙會鼓起來，時間久了，壁紙會變色壞掉。眼底的視網膜如同壁紙，平日靠網膜色素上皮細胞（膠水）黏在脈絡膜（牆壁）上。當脈絡膜的血液循環受到干擾（牆壁滲水），色素上皮細胞的通透

性會改變，造成液體的滲漏堆積，使視網膜鼓起，視力會暫時變差。從前普遍認為中心漿液性脈絡膜視網膜病變只是局部性的位在視網膜黃斑部附近，但目前發現病灶可廣泛性的分布在兩個眼球中，即使症狀大多只出現在一眼而已。而受影響的視網膜，若得不到應有的養分與代謝，時間一久，會產生變性、萎縮的情形，則可能造成永久性的視力損害。

目前對於此症致病原因仍不清楚，但可能與病患心理壓力有關。臨床上，此症並不罕見，尤其好發於 30 至 50 歲的成年健康男性，約佔九成，且多為單眼發作。研究亦指出患者的人格特質較傾向於 A 型性格。所謂 A 型性格乃指有強烈的企圖心、作事積極、性情急躁、自我要求甚高，生活上承受較大壓力，對人較易有對立的態度。其他如高血壓、睡眠不良及交感神經過度興奮的人也容易罹患此病，所以目前一般認為體內的腎上腺素與腎上腺皮質素（皮質類固醇）濃度的升高是誘發此病的原因。

當患者受到中心性漿液性網膜症侵襲時，會覺得中

心視力變差，看東西變暗、變小，甚至變形。眼科醫師作眼底檢查時，可見到黃斑部有一至數個水泡狀隆起。進一步的眼底螢光眼底血光攝影時，可發現滲漏的位置及影響的範圍，此有助於排除其他嚴重的黃斑部病變或血管病變的可能性。

在治療方面，許多藥物包括鎮靜劑、非類固醇消炎製劑、抗組織胺等，均曾被使用於此症，但使用一般藥物治療的效果非常有限，因為會自行復原且預後良好，目前只有在視力無法恢復或是重覆發作的患者，需要施予各式的雷射與光動力療法治療。在螢光眼底攝影的導引下，使用雷射治療是較具體的方法，而目前最新的治療方式則是使用光動力療法治療。使用雷射治療是將滲漏的視網膜色素上皮細胞實施凝固術，使黃斑部的滲漏液迅速吸收，於接受雷射治療後，通常可於一個月內恢復正常視力，不適的症狀也一掃而空，癒後情形相當不錯。其優點是可加速將滲漏處封閉，但缺點是滲漏處若太靠近黃斑部中央，雷射治療後該處會結疤，相對地會

使得許多感光細胞而失去正常功能，患者視野可能出現缺損或中央盲點。因此，眼科醫師常需觀察一段時間，考慮患者的發病的次數、滲漏位置、視力需求，再決定是否該給予雷射治療。若色素上皮細胞滲漏位置太接近黃斑部中心點，而不宜施行雷射時，只能給予藥物治療或採用光動力療法治療，並建議患者學習自我放鬆及調適，大約 3 至 4 個月後，視力也可能逐漸恢復正常。

整體而言，「中心性漿液性網膜症」的癒後還算良好，90％的病人 4 個月內視力會恢復，可望恢復到 0.6 以上，但復發機率可高達三成，後遺症有視覺色彩異常、對比敏感度下降，或是物體形態的扭曲變形等。8 至 9 成的病患通常在 1 到 6 個月滲漏處可自行封閉，水腫處也多半可自行吸收消退而恢復視力，但少數仍有視物變形、色彩敏感度降低、夜間視力變差與中心盲點等問題，另有極少數人會產生永久視力衰退。少數病患在數個月至數年內再犯，此狀況會使得更多的視網膜進一步受損，整體而言只有少於 5％的人（大多是較年長者）會因為病灶發生脈絡

膜新生血管，而導致視力嚴重衰退。因此，臨床上屬於高危險族群 A 型性格的人，應學習自我放鬆、調適心境，控制壓力與情緒，畢竟減輕壓力、充分休息、適度的運動，才能遠離此病症的威脅，才不會讓中心性漿液性網膜症在不知覺中侵襲了視力健康。

護眼 Q&A

Q：中心漿液性視網膜病變只有好發在壓力較大的男性嗎？

A：中心漿液性脈絡膜視網膜病變較易於發生於青壯年人，年齡介於 25 至 50 歲間，好發於男性，根據統計男性發生的機率為女性的 20 倍。此病發生的真正原因仍不明，可能的原因包括高血壓、性情急躁、睡眠品質不良，交感神經過度興奮、病毒感染、過敏體質、強光照射的光傷害等。最新醫學研究指出，體內的腎上腺皮質內泌素升高可能是誘發此疾病的導火線。這正可以解釋為何此疾病好發於青壯年男性，由於這個年齡層為社會的中堅分子，正值事業的衝刺階段，不論生理或心理上皆承受各方較大的壓力。

「甜蜜」的負荷
認識「糖尿病視網膜病變」

　　目前糖尿病是引起視網膜病變造成失明的重要原因，很多糖尿病病人往往只注意血糖的控制，而忽略身體其他的狀況，特別是眼睛，病人常常在視力模糊或看不見時才來眼科就診，此時視網膜往往已經演變成增殖性視網膜病變或是玻璃體出血了，常常須要接受手術才可挽回部份的視力，若能早期發現、早期治療，大多數的病人應可避免手術，且可使視力維持在較好的狀態。

　　糖尿病是因胰島素分泌不足（幼年型、第一型）或胰島素作用失調（成年型、第二型），導致身體利用及儲存血糖能力障礙的全身性疾病與微血管病變。其特點包括：高血糖、口渴、多尿及全身血管病變。高血糖會

使影響身體許多組織，包括皮膚、心臟、腎臟、神經系統、足部、牙齦，以及眼睛。在眼睛方面，罹患白內障及青光眼的機率提高 3 到 5 倍，而引起視力減退甚至視力喪失的主因還是視網膜病變。40 歲以上糖尿病盛行率約 5％，其中三分之一會得到糖尿病視網膜病變，患者視力會下降甚至失明，是導致成人失明的三大主因之一（另兩種為青光眼及老年性黃斑部病變）。病變的產生與糖尿病的時間有很重大的相關性，換言之，糖尿病患病時間愈久，引起此症的機率也就愈高，且嚴重程度也愈厲害，與糖尿病的控制也有關係，良好的血糖控制，往往可延長視網膜產生病變的時間。

視網膜是位於眼球最內部的一層感光組織，就如同照相機的底片一般，眼球就靠著它才能看到東西，如果相機內沒裝底片或底片品質不好，就照不出好的相片；同樣的道理，若視網膜有病變，眼睛就看不清楚東西了，因此視網膜可說是眼球最重要的結構之一。糖尿病網膜病變是一種糖尿病患者眼部的併發症之一，它的致

病機轉相當複雜，基本上是因血糖過高，造成視網膜微血管病變，這些遭破壞的血管可能滲出液體或血液，而且逐漸產生脆而易碎的毛刷狀血管分枝和疤痕組織，血液凝集異常，血管阻塞，進而使得組織發生缺氧、壞死而導致功能異常。此時視網膜的影像會變成模糊、扭曲或部份阻斷。**而「青年型糖尿病」也就是「第一型糖尿病」病患，更容易產生視網膜病變。**

　　然而到目前為止對於糖尿病視網膜病變的確定原因並不完全清楚。可是，糖尿病會傷及全身多處的小血管，如腎臟及周邊神經、視網膜等已是大家週知的。高血壓及懷孕會加速糖尿病視網膜病變的惡化，所以在決定懷孕後，更需要經常接受檢查。根據過去文獻統計，糖尿病病史超過 15 年的病患中，約 80％有視網膜血管的損傷。在美國成年人中，糖尿病視網膜病變是導致失明的主要原因，若未予治療糖尿病的病患其失明率約為一般民眾的 25 倍。

　　因此，建議糖尿病患者，最好能定期讓眼科醫師做

詳細的眼部檢查，包括視力及散瞳檢查，並給予適當的治療。檢查前必將瞳孔散大，當瞳孔放大後，病患會自覺視力模糊，且會畏光，因此檢查時最好有家屬陪同，且不可開車或騎車前往，以免發生交通事故。

而嚴重的視網膜病變可能沒有任何的症狀，但治療可改善病情。因此糖尿病病患應隨時注意自己的視力變化，並定期作眼睛檢查。

為了發現是否有視網膜病變，眼科醫師會用眼底鏡作眼球內部檢查，此過程除畏光及流淚外並無任何疼痛感。當發現產生糖尿病視網膜病變後，應進一步作眼底視網膜螢光血管攝影，以提供醫師及病患瞭解視網膜出血與滲出物詳細的變化情形，以決定是否需作進一步治療。螢光血管攝影在追蹤、評估及治療糖尿病視網膜病變上，扮演一個很重要的角色，簡言之，是從周邊靜脈注射一種無害的螢光藥劑，以顯現一些視網膜上的病變，因為有某些病變是無法由一般眼底檢查看到的，同時檢查結果也可做為雷射治療的指標或治療預後的評

估。螢光血管攝影除了少數病人會對螢光劑過敏外，幾乎所有的人皆可做，做完檢查當日，螢光劑會從小便排出，小便時顏色變黃乃是正常現象，只要多喝開水幫助排出即可，不需特別擔心。當診斷為視網膜病變後，眼科醫師會考量病患的病史、年齡、生活方式及視網膜傷害程度，以決定治療方針。某些病患並不需要接受治療，而只須定期追蹤即可。而另一些病例，則須緊急治療，防止病情惡化。

一般糖尿病視網膜病變分類

1. 基礎型糖尿病視網膜病變

在視網膜上可看到一些小出血點，脂肪性滲出物。

2. 增殖型糖尿病視網膜病變

在視網膜上可看到一些不正常的生血管長到玻璃體中，嚴重時，會造成玻璃體出血及視網膜剝離，造成視

力障礙及失明。

　　針對糖尿病視網膜病變，最重要的治療方法就是雷射光凝治療。雷射是一種光線，可以將組織凝固燒灼，其主要目的在避免視網膜病變惡化，使視力維持穩定，是目前治療糖尿病視網膜病變的重要工具。原理是利用雷射光瞄準已損傷之視網膜進行燒灼，可將滲漏的微血管封閉或凝固，防止黃斑部水腫；周邊視網膜也給予雷射光凝固治療，可以減少視網膜新生血管的產生並可防止造成進一步視網膜剝離及減少玻璃體出血的機會。雷射治療不需開刀，可在門診施行，但往往需要分成數次治療。

　　如果糖尿病視網膜病變可以早期發現，雷射光凝固治療可延緩視力喪失的可能性。雷射於嚴重的增殖性糖尿病視網膜病變，可減少發生視力喪失的機率。增殖性糖尿病視網膜病變可能導致玻璃體出血，若一段時間（通常6個月）無法自行吸收者、合併視網膜剝離者或

黃斑部出血者等，眼科醫師可能建議病人接受手術，此種手術稱為玻璃體切除術。這是一種在開刀房執行的精密顯微手術，大多數病人必需上全身麻醉，手術前必須將血糖及血壓控制良好，才可上麻醉，手術時去除出血的玻璃體而以人工玻璃體替代，大約70％接受玻璃體切除術的病患，其視力可獲得顯著的改善。某些病例，若玻璃體出血持續存在或新生血管性青光眼，則可以採用「**視網膜冷凍治療**」。冷凍治療的作用與雷射治療相似，其目的都是使視網膜缺氧的範圍減少，以減少新生血管的產生，同時使已形成的新生異常血管萎縮，減少再度出血的機會，目前主要用於周邊視網膜，雷射無法打到的地方。

由於糖尿病視網膜病變，可能毫無症狀。因此，所有的糖尿病患者必須至少每半年至一年接受一次眼部檢查。若發現有視網膜病變，則須更多次且密集的檢查，基礎型的糖尿病視網膜病變，可每3至6個月到門診追蹤，若是增殖型的糖尿病視網膜病變，則要縮短追蹤時

間，若有玻璃體出血時，則要兩星期到一個月追蹤一次，同時必須做超音波檢查，檢視視網膜是否有剝離，以決定是否須手術及手術時間。而早期診斷糖尿病視網膜病變是防止視力喪失最好的方法。對於治療糖尿病視網膜病變，雷射手術與玻璃體切除手術是非常有效的。根據一項研究發現，及時的雷射治療可減少 60％因高危險性增殖期糖尿病視網膜病變所引發失明的機率。而美國多所醫學研究中心也指出，玻璃體切除術對於部分由於視網膜病變太嚴重而無法做雷射治療的患者可恢復有用的視力。

　　糖尿病視網膜病變是一種終身的疾病，病人發現糖尿病時，就應做定期的眼科檢查，而不是等視力不好時再檢查，如此才能有效降低視網膜病變惡化的機率。成功的治療糖尿病視網膜病變，不僅需早期診斷及治療，更需要病患的配合與飲食的控制。至於一般身體的活動則不受限制。若能小心調養，將血糖控制好，其他如控制高血壓及膽固醇等，對糖尿病視網膜病變也有很大幫助。

護眼 Q&A

Q：哪些人比較容易得到糖尿病視網膜病變？

A：幼年型或第一型糖尿病病患，血糖控制不良者，而血糖指數若可維持在 180 以下，產生視網膜病變的機會可減少一半以上，罹患糖尿病時間較長者，若得到糖尿病的時間越長，則患病的機會也跟著增加，一般而言患糖尿病 5 年，有 7%機會發生視網膜病變，10 年增為 26%，15 年以上更增加至 63%。其它如腎臟疾病、高血壓、高血脂、肥胖及懷孕者得到糖尿病視網膜病變的風險均可能增加。

Q：糖尿病視網膜病變的症狀有哪些？

A：包括視力模糊不清、視力減損、夜間視力變差及飛蚊症。

高血壓與眼睛
認識「高血壓視網膜病變」

　　近日來氣候變化迅速，而冬天是許多慢性病發作及病情變嚴重的季節，如高血壓就是經常在冬季發作的慢性疾病之一．談起高血壓的影響是眾所皆知的，數十年來它一直穩居我國十大死因之一，儘管不斷的有控制血壓的新藥被發明出來，但終究改變不了它已成為威脅當今人們健康的主要隱形殺手。高血壓是心血管疾病的前兆，是引發心臟病和中風最主要的危險因素之一，心腦血管疾病患者當中，有一半以上都有高血壓的病史。

　　高血壓與眼睛有著極為密切的關係，在眼科門診中常常有許多因視力減退或頭痛等症狀前來求診的病人，經過詳細檢查後發現很多患有高血壓，其中部分病患的

眼底可見到不同程度的病變。臨床上，高血壓的患者若具有下列四個影響因子，就相對容易發生眼底的變化，包括年紀輕（20 至 35 歲）就罹患高血壓、舒張壓（低的血壓值）較高者、尿液中有蛋白者、血壓的波動較大者。眼底視網膜動脈和整個眼底的改變與血壓高低成正比，而其中與舒張壓的關係更為密切。舒張壓在 130 毫米汞柱以上時，患者全部皆有眼底病變，但收縮壓在 180—210 毫米汞柱時，只有 85.4％的患者有眼底病變。另一項的研究也發現，眼底檢查正常的高血壓患者，心臟、腎臟幾乎全部正常；高血壓患者眼底病變越嚴重者，腦部、心臟及腎臟受損程度也越高。若眼底發生改變時，左心室增厚的發生率可達 75％，腎臟損害的發生率更高達 87.5％。

　　高血壓是一種全身性的疾病，會因全身血管的病變而導致許多併發症。最初的病理變化是使得主動脈與其他大、小血管發生動脈硬化，進而導致心腦血管疾病及腎功能衰竭，還可引起視網膜小動脈的硬化。因為眼球

內部的視網膜是產生視覺的重要部位，視網膜上千千萬萬的神經細胞須仰賴視網膜上散佈的血管系統來供應養分以維持正常的運作；因此如果視網膜上的血管系統發生問題，將可能對視力造成莫大的影響，而嚴重者甚至導致失明。

眼底的視網膜血管是全身唯一能直接透過檢眼鏡觀察到的血管，因它是循環系統的末梢部分，包括高血壓在內的許多疾病，都可能造成視網膜不同程度的損傷，經由檢眼鏡的檢查就可粗略了解疾病的種類及病程。因此，當高血壓病患就診時，可由眼底視網膜動脈變化的狀況，透悉全身動脈的硬化程度。因眼底視網膜病變與血壓、心臟及腎臟病變有著極密切關係，因此，高血壓的眼底視網膜檢查，為疾病的早期診斷、病期分類、治療方針及預後提供了極為重要的參考依據。

升高的血壓刺激柔軟的視網膜動脈，使之出現痙攣性收縮、變細，此時患者的視力正常或減退，經過治療後，高血壓如果被迅速控制，視網膜血管可以恢復正常

而不發生永久性改變。但是，也有一些患者，血壓長期持續地升高，結果引起了視網膜的病理改變，長期高血壓會使得視網膜小動脈的管徑變得越來越狹窄，這是因為長期的高血壓使得血管壁壓力增加，造成管壁肌肉病理性肥厚增生及纖維化，導致血管壁逐漸硬化，導致血管壁光反射改變，即通常所見的「銅絲狀」、「銀絲狀」外觀等。

嚴重者，視網膜小動脈出現局部的管徑收縮形成生理性的動脈血流阻塞，而動靜脈交會處之靜脈也因動脈硬化的擠壓而產生相對的靜脈血流阻塞。這時候，患者出現不同程度的視力減退，如果再任其發展，血壓急劇增高，可發生視網膜水腫、出血和滲出，進一步發展會出現視乳頭水腫。

如果出血量多，進入玻璃體或滲出物沉積於黃斑部，視力就會受到嚴重損害。所以高血壓性動脈硬化和視網膜病變，亦為反映高血壓嚴重程度和高血壓患病時間的重要指標。臨床上可利用眼底鏡檢查發現視網膜小

動脈的狹窄程度，將高血壓眼底變化分成四個等級。第一級是眼底檢查基本正常，但視網膜動脈略顯狹窄變細、反光增強；第二級因血壓更高，造成動脈局部痙攣變窄，但無硬化現象；第三級是二級病變合併眼底動脈硬化，眼底出血及脂肪滲漏之絮狀滲出物；第四級屬於高血壓危象，除出現第三級病變外，同時發生視神經乳頭水腫合併顱內壓升高。

在治療方面，最重要的還是良好控制血壓，而控制血壓的不二法門包括控制體重、注意飲食、限制鹽分攝取、適當運動，同時配合生活習慣的調整、情緒的放鬆及定期的身體檢查、測量血壓，最後配合藥物的治療，以達到最有效的血壓控制效果。至於血壓所造成的視網膜病變，只要控制好血壓，高血壓病患者都能避免眼底病變向更嚴重的階段發展。但若出現視力模糊的症狀時，極可能已經發生視網膜嚴重病變，視力將受到嚴重影響，那麼則必須找眼科專科醫師進一步檢查，視情況再安排進一步的視網膜螢光血管攝影檢查，以確定是否

需要進行接受視網膜雷射治療，以減少對視力所造成的影響。

　　總之，高血壓患者一方面可以通過檢查眼底反應病情的進展程度，另一方面從根本上還是應以預防保健為主，控制好血壓，防止動脈硬化，把嚴重的眼底病變消滅在萌芽狀態之初。

護眼 Q&A

Q：哪些人比較容易得到高血壓視網膜病變？

A：眼底視網膜病變與血壓、心臟及腎臟關係密切。眼底視網膜動脈與整個眼底的改變，均與血壓的高低成正比，其中又與舒張壓的關係最為密切。根據文獻報導，舒張壓在 130 毫米汞柱以上時全部有眼底改變，但收縮壓 180 ～ 210 毫米汞柱時，只有 85.4% 的患者有眼底改變。眼底正常的高血壓幾乎全部心臟正常。眼底如有嚴重出血性改變，左心室擴大的機會較大。如視網膜有滲出、水腫或出血者，62.5% 有左心肥大。正常眼底的高血壓患者，腎功能往往無明顯改

變,而眼底的病變越明顯者,腎功能不全的程度也就越嚴重。

Q:高血壓視網膜病變和高血壓有絕對的關係嗎?

A:高血壓視網膜病變可真實反映出罹患高血壓的時間長短、嚴重程度以及與全身重要器官的關聯性。臨床上視網膜動脈硬化是不可逆的,且硬化的程度與罹患高血壓的時間成正比,這也是診斷高血壓有力的依據之一。當視網膜動脈已有顯著的硬化時,尤其合併視乳頭水腫,表示其他重要臟器,如心臟、腦部、腎臟等均有已受不同程度的損害。

年長者保眼食譜

在著名的〈祭十二郎文〉中有這麼一段:「吾年未四十,而視茫茫,而髮蒼蒼,而齒牙動搖。念諸父與諸兄,皆康彊而早世,如吾之衰者,其能久存乎?」這是大文豪韓愈不到 40 歲時對自己的比喻。當年他還未滿 40 歲,便一副垂垂老矣的樣子。因此,當年紀邁入中年之際,在生理上已開始步入「多事之秋」,全身器官逐漸開始老化,眼睛的情況尤其顯著。有資料顯示,即使沒有什麼特別的眼部疾病,大多數人在 40 歲以後,視覺敏銳度、對比敏感度開始下降。許多眼疾在中年之後發病率增高,諸如老花眼、白內障、青光眼、玻璃體退化及視網膜黃斑部病變等,如果能早期採取防範措施,應可避免或延緩眼病的產生,進而保護雙眼的健康。

眼睛的營養，除了補充豐富的蛋白質以延緩眼睛組織衰老和功能減退外，還與鈣、鉻、硒、鋅、銅以及多種維生素有關。中老年人則可用維生素 B 群、維生素 C 及 E 來保養。但在此要強調的，凡是過與不及都不好，特別是某些脂溶性維生素（如維生素 A、D、E）攝取過量反而會有副作用，甚至是毒性，不如養成健康且正確的飲食習慣才是明智之舉。

　　針對防治中老年人各種常見的眼疾其保健與保養食譜分述如下：人眼 40 歲之後晶狀體開始老化，許多銀髮族因白內障而影響視力，60 歲以上老年人，幾乎百分之九十都有白內障的問題。暴露於過多的紫外線下是加重晶體老化的殺手，因陽光中的紫外線，於穿透眼球的水晶體時，會被吸收，若長期曝曬在強光下，因吸收過多的紫外線，會造成水晶體的老化，並產生自由基影響視力。因此，要在盛夏陽光強烈時出門，一定要加強防護，如打遮陽傘，戴遮陽帽、遮陽鏡等。此外應多補充水分，每日至少需 1500 毫升。其次，要多攝取穀物、綠色蔬菜、胡蘿

萄、番茄及魚類。多攝取維生素 C，特別是柑橘類水果柑橘（柑、橘、橙、檸檬等）、葡萄柚、香蕉、杏子；根據一項調查研究指出，平日多攝取維生素 C 可降低罹患老年性白內障的風險，並延緩病情嚴重到須動手術的風險。此外，要定期補充含鈣食物，如牛奶、奶酪、酸奶等，要避免喝酒、抽菸，少攝取動物性脂肪和糖類。

到了 45 歲左右，由於眼睛的調節能力減退，看眼前近物時眼睛容易產生酸澀疲勞及視物模糊。原本近視者在看近物時，需要重新配鏡降低近視度數，而遠視或沒有近視的人視近物時，需提早配戴老花眼鏡。因老花眼與晶體老化有關，其食療方法與白內障大同小異。同時應避免辛辣、香燥、肥膩之食物，不宜吸菸及喝酒。

青光眼的病患為了控制眼壓，可適時攝取大蒜及洋蔥，且宜選用利尿降壓的食物，如蜂蜜、金針、綠豆、薏仁、瓜類（如西瓜、冬瓜、絲瓜）等。還可適量選食具有安定神經、幫助睡眠作用的食物，如蓮子、核桃、小麥等。若有便秘習慣者，可補充蜂蜜、新鮮蔬果，含

澱粉及膳食纖維多的食物。飲水量不宜過多，一次不超過 400 毫升。忌飲濃茶、咖啡、可可、酒類，不吸菸。

玻璃體在年輕時是均勻分布，超過 40 歲的中老年及近視族群，因玻璃體纖維發生退化而水化，殘留的纖維變性並脫離它原來的位置，漂浮在水化的玻璃體腔內稱為「飛蚊症」。根據統計，年齡 20 到 29 歲，15％發生玻璃體水化，而 70 歲以上，水化情形會超過 70％。防治玻璃體混濁，需注意兩個飲食原則：一是多攝取含碘食物，如海帶、紫菜、海蜇等。碘不僅為甲狀腺素重要成分，又可吸收炎性及變性產物。二是多吃有活血化瘀作用的食物，如山楂、紅花、桃與桃仁等，若配合中藥當歸、丹參等製成的藥膳，效果會更佳。

造成 65 歲以上老年人喪失視力的主要原因，就是罹患「老年性黃斑部病變」，對於老年性黃斑部病變的治療，可以從是否有脈絡膜新生血管，分成內科治療或外科治療。如果經螢光眼底血管攝影，確定並沒有長新生血管，一般而言視力的退步是緩慢的，也就是說病情是相對

穩定，此時的治療方式就是以口服藥物及食物攝取之內科治療為主，口服藥物以抗氧化劑為主，包括水溶性抗氧化物如花青素，枸杞子多醣體，維生素 C 及稀有金屬元素鋅、硒，及脂溶性抗氧化物如玉米黃質素，藻紅素，維生素 A，維生素 E，而食物方面宜多攝取胡蘿蔔、芒果、杏、甘藍、蕃薯、菠菜、枸杞、桑葚、海帶、海藻等，攝取足夠的鋅則可多吃杏仁、生蠔、鮮奶、核桃等。也可多吃海帶，因海帶含豐富的碘質可以吸收黃斑部的變性物質，防止病情發展，也有預防作用。如果眼底已經長出新生血管，根據統計，百分之八十的病患最終都會導致失明，這時候就只能依靠外科手術治療了。

受矚目的護眼成分

近年來有越來越多針對護眼功能研發的保健產品。其中葉黃素（lutein）、玉米黃質素（zeaxanthin）及花青素（anthocyanins）是較受矚目的成份。

葉黃素

　　其屬於類胡蘿蔔素家族中的一員，它是構成人眼視網膜黃斑區域的主要色素的重要成份。黃斑部位於眼球後正中心的視網膜上，因有許多黃色色素聚集於此，因而得名。當影像進入眼睛，聚集於視網膜時，黃斑部是負責精細視覺的部位，能辨識視野中央的影像及顏色和物體具體細節，使視覺清晰的呈現，若黃斑部退化，則會引起影像模糊不清，最常見的型態就是「老年性黃斑部病變」，其他如高度近視、光線傷害、長期吸菸⋯⋯等，都可能傷害到黃斑部的精密組織。

　　由於葉黃素具有抗氧化作用，因而可以保護視網膜不受自由基的傷害，並保護眼睛的微血管，維持眼部血液循環正常。一般紫外線能被角膜及晶狀體過濾掉，但是藍光卻能夠穿透眼球直達視網膜及黃斑部，因晶狀體和黃斑部的葉黃素可以過濾吸收紫外線的藍光譜，因此可以提昇水晶體抵抗紫外線及藍光的能力，並且減少自由基對視網膜的傷害，防止自由基對水晶體蛋白質的損

害並延緩白內障的發生。

此外對於視網膜色素變性的病患，因視網膜上的桿狀細胞與錐狀細胞發生退化性變化，補充葉黃素對視網膜色素變性也有助益。除了對眼睛的保護之外，也有些醫學報導指出葉黃素可作為乳癌細胞的抗繁殖劑，預防乳癌的擴散，並可降低心臟病的發生。但人體無法自行合成葉黃素，只能經由食物或營養品中獲得，食物中富含葉黃素的食物有甘藍、菠菜、粟米、芥菜、深綠色花椰菜及玉米等蔬菜葉片中，而奇異果、葡萄、柳橙汁、綠皮胡瓜以及數種南瓜中，則含有30％～50％的葉黃素。每人一天大約要攝取6毫克的葉黃素。目前市面上的葉黃素補充劑，常是以葉黃素含量極為豐富的「金盞花」提煉萃取製成。

玉米黃質素

它是葉黃素的異構體，在我們平常攝取的蔬菜中，葉黃素含量較玉米黃質素多。因此，人體血漿中葉黃素

的濃度高於玉米黃質素有七倍之多。玉米黃質素同樣對人體晶狀體、視網膜及黃斑部有重要功能，它一樣能過濾紫外線的藍光譜，避免自由基對眼球的傷害。玉米黃質素富含於紅椒、小紅莓及枸杞中，因此我們常聽說多吃枸杞有「明目」的功效，正因枸杞子中含有大量的玉米黃質素（5毫克／100克），可高度地集中在黃斑部，達成護眼效果。在日常飲食中攝取的類胡蘿蔔素中，人類的視網膜只選擇性累積兩種營養素，也就是玉米黃質素及葉黃素，雖然在整個類胡蘿蔔素家族中，葉黃素和玉米黃質素的抗氧化能力並不是最好的，但由於它們具有親水性質，因此可以進入眼部的視網膜及黃斑部中，維持健康的視力。

花青素

這是另一種受到矚目的護眼成份，尤其像山桑子這種莓類就富含大量的花青素。山桑子又名歐洲藍莓，過去常被用來治療腹瀉及改善夜間視力。對於眼睛的作

用，探究其原因，可能就是因山桑子中所含的黃酮化合物，也就是花青素。在視網膜上，視紫質是影響夜間視力的重要成份，而花青素可促進視紫質的生長，另外，花青素又可幫助血管的穩定、增加眼部微血管的循環，因此有利於眼部養份的運送及廢物的排除。除此之外，花青素在山桑子內與單醣結合，可形成花青素醣類，它也可以強化微血管，增強膠原纖維之聯繫，減少微血管的滲漏，保護血管壁的結締組織，且與花青素一樣是強效抗氧化物，可以減少自由基的傷害，因此有助於預防白內障和黃斑部的退化，特別是糖尿病視網膜病變及濕性老年性退化性黃斑部病變的病患最需要。此外，花青素亦能預防及改善接受視網膜玻璃體切除術後視網膜上過氧化脂質的產生。對於改善近視者在暗光下之視覺敏感度也有助益。

眼睛是靈魂之窗，身體健康的狀況可忠實地反映在眼睛上，如糖尿病、高血壓及高血脂症等，若這類的疾病未妥善的控制，就有可能造成嚴重的眼睛病變，甚至

導致失明，而均衡的飲食是維護身體健康所必需的，同樣也是視力保健的不二法門，要同時擁有健康的身體及明亮的雙眸，除了有良好的用眼習慣及護眼方式，也必須從飲食方面著手，多多選擇有益眼睛的護目飲食。

護眼 Q&A

Q：大約幾歲開始要注意葉黃素的攝取？

A：葉黃素具有抗氧化的保護作用，因而可以保護視網膜免於受到自由基攻擊與脂肪氧化的傷害，並且保護眼睛的微血管，維持眼部血液循環正常。葉黃素是唯一可存在水晶體的類胡蘿蔔素，可以增進水晶體的抗氧化能力，抵抗紫外線與自由基的傷害。人體無法自行合成葉黃素，只能從食物或營養補充品中獲得。一般葉黃素攝取不足，最常引起的眼睛疾病就是老化性黃斑部病變與白內障，但這兩種疾病通常年紀較大時才發生。由於年輕時活動力及行動力較強，經常會曝露於陽光易導致黃斑部的傷害，因此，葉黃素的補充還是越早越好。

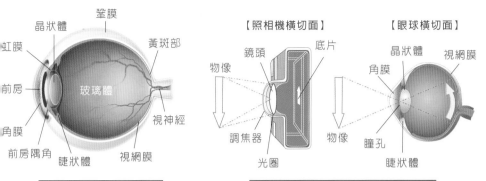

【圖一　眼球構造圖】

【圖二　眼球與照相機的比照圖】

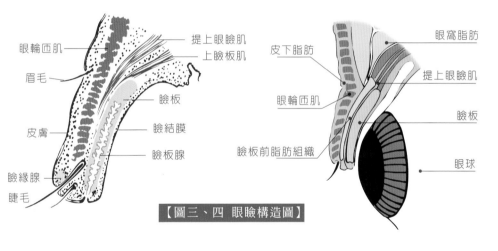

【圖三、四　眼瞼構造圖】

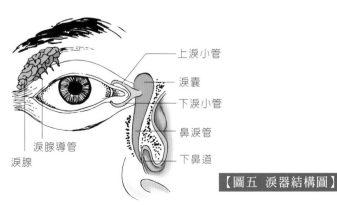

【圖五　淚器結構圖】

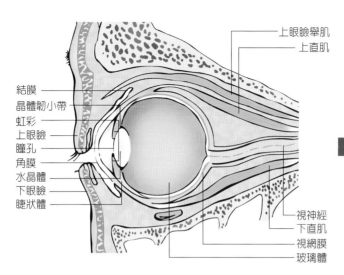

上眼瞼舉肌
上直肌

結膜
晶體韌小帶
虹彩
上眼瞼
瞳孔
角膜
水晶體
下眼瞼
睫狀體

視神經
下直肌
視網膜
玻璃體

【圖六 眼窩構造圖】

頂部肌肉 使眼球向上轉

上斜肌 使眼球向下及向遠
離鼻子的方向轉動

側面肌肉 使眼球向
一側轉動

底部肌肉 使眼球向下轉

側面肌肉 使眼球向一側轉

下斜肌 使眼球向上及向遠
離鼻子的方向轉動

【圖七 眼肌構造圖】

【近視眼】

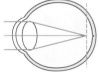

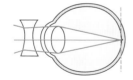

未矯正　　　　　用凹透鏡矯正

【圖八 近視矯正圖】

【遠視眼】

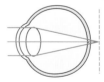

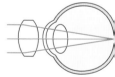

未矯正　　　　　用凸透鏡矯正

【圖九 遠視矯正圖】

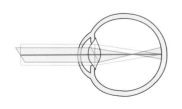

【圖十 散光未矯正圖】

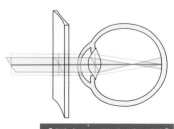

【圖十一 散光矯正圖】